身心智慧
费登奎斯文集

EMBODIED WISDOM:
THE COLLECTED PAPERS
OF MOSHE FELDENKRAIS

〔以〕摩谢 · 费登奎斯（Moshe Feldenkrais） 著

曹晓东　郭建江　商顺利　译

大卫 · 纪马赫 – 柏辛（David Zemach-Bersin） 作序

伊丽莎白 · 贝林格（Elizabeth Beringer） 编辑

U0217179

北京科学技术出版社

Copyright © 2010 by Somatic Resources and the Feldenkrais Estate.
Photographs by Michael Wolgensinger appear courtesy of the Wolgensinger archive, leawolgensinger@simplicity.ch.
Published by agreement with the North Atlantic books through the Chinese Connection Agency, a division of Beijing XinGuangCanLan Shukan Distribution Company Ltd. （北大西洋图书通过北京新光灿烂书刊发行有限公司旗下中联社授权出版。）

著作权合同登记号　图字：01-2022-2265

图书在版编目（CIP）数据

身心智慧: 费登奎斯文集 /（以）摩谢·费登奎斯（Moshe Feldenkrais）著; 曹晓东, 郭建江, 商顺利译. — 北京: 北京科学技术出版社, 2023.4（2025.4重印）

书名原文: Embodied Wisdom: The Collected Papers of Moshe Feldenkrais
ISBN 978-7-5714-2676-7

Ⅰ.①身… Ⅱ.①摩… ②曹… ③郭… ④商… Ⅲ.①身心健康–文集 Ⅳ.①R395.6-53

中国版本图书馆CIP数据核字（2022）第242432号

责任编辑：于庆兰
责任校对：贾　荣
责任印制：吕　越
图文制作：北京永诚天地艺术设计有限公司
出 版 人：曾庆宇
出版发行：北京科学技术出版社
社　　址：北京西直门南大街16号
邮政编码：100035
电　　话：0086-10-66135495（总编室）
　　　　　0086-10-66113227（发行部）
网　　址：www.bkydw.cn
印　　刷：河北鑫兆源印刷有限公司
开　　本：787 mm × 1092 mm　1/32
字　　数：193千字
印　　张：8.25
版　　次：2023年4月第1版
印　　次：2025年4月第3次印刷
ISBN 978-7-5714-2676-7

定　　价：59.00元

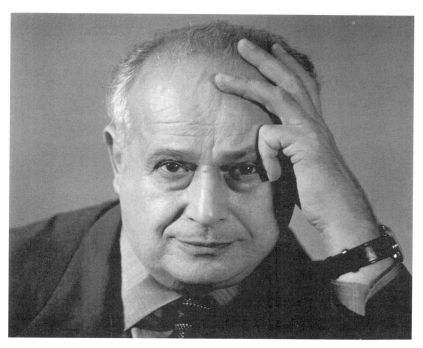

摩谢·费登奎斯（Moshe Feldenkrais，1904—1984）

序言一

我相信，身心合一是客观真实存在的。心与身不仅相互关联，而且作为一个不可分割的整体发挥功能。没有身体的大脑不能思考……肌肉本身是人类高级功能的一部分。

——摩谢·费登奎斯《身与心》

（*Mind and Body*），1964

动作和生命是同一回事。生命是一个过程。改善过程的品质，就改善了生命的品质。

——摩谢·费登奎斯《动中觉察》

（*Awareness Through Movement*），1973

摩谢·费登奎斯是 20 世纪最具原创性和整合性的思想家之一。与艾达·罗尔夫（Ida Rolf）、海因里希·雅各比（Heinrich Jacoby）、亚历山大（F. M. Alexander）和埃尔莎·金德勒（Elsa

Gindler）这样的对未来有影响的人物一样，费登奎斯也是身心学（somatics）领域的开创者之一。本书收集了 1964—1998 年不同期刊刊登的费登奎斯的部分原创文章。即使在今天看来，本书中所呈现的费登奎斯提出的一些概念，也一如成文之初那样，是非常重要的、有生命力的、有先见的。在本书的这些文章和访谈中，费登奎斯为我们提供了一些非常具有说服力的、复杂的论点，以说明身与心在生物学和功能上的一体性。

在 20 世纪的大部分时间里，医学界和学术界对于大脑模式的主流观点是：我们的习惯是固定的或预设的，大脑的不同区域都有专属的、预设的功能；在成年后的每一天，大脑都会失去一些神经元，所以学习新技能的能力在下降。1949—1981 年，费登奎斯在书中、文章中以及授课的过程中，无论在理论上还是在实践中都在挑战这一观点。他通过创新性的方法及其在实践中的应用，证明了大脑即使在受损的情况下，仍具有快速改变、学习新技能、恢复失去的功能的能力。

当今，在神经科学、心理学和康复医学领域，人们普遍认可大脑可塑性或神经可塑性的概念，即在我们的整个生命过程中，依据经验和学习，大脑均有调整自身的组织和反应的能力。如果费登奎斯本人仍健在，他会发现，现在的神经可塑性科学是对他的理论与实践的有力验证。

在 1973 年 4 月，通过第一次目睹费登奎斯博士工作，我发现他非常确信每个人都有学习和改变的能力。费登奎斯当时正在伯克利（Berkeley）举办为期 1 个月的讲座，而那时我是加利福尼亚大学（加州大学）医学预科学生。我上完自己的常规课程后，会潜入他的课堂，也因此有机会在那里看到一些超乎寻常的事。

每天，费登奎斯会花 1 小时为患有严重痉挛型脑性瘫痪的中年男子爱德华进行单独指导，这是讲座的一部分。在我观察的第一天，爱德华讲的话几乎无人能够听懂，他的手臂过度屈曲，贴在胸前，双手向内扭转，步态缓慢、蹒跚、费力。爱德华从幼年时期起就在接受最好的物理治疗和医学帮助。

当费登奎斯指导爱德华时，会让爱德华躺在有垫子的台子上，温柔地移动他的身体。他移动爱德华身体的方式让人摸不着头脑，但可以清晰地感觉到他的关怀、敏锐、智慧和深思熟虑。费登奎斯在讲解时告诉大家，他会通过轻柔的、以功能性为导向的动作来帮助爱德华的神经系统学会改变传递给肌肉的信息。数周后，爱德华有了奇迹般的进步。他讲的话变得更容易听懂，他的手臂在放松时会放在身体两侧，走路也更轻松和快速。简言之，他组织自己动作的方式发生了改变。我实在不能理解这种疗愈是如何发生的，但是我感觉非常兴奋，并被我所看到的深深触动。那年年底，我从加州大学伯克利分校毕业后来到了以色列的特拉维夫，敲响了费登奎斯博士的家门，热切地想要了解他是如何创造出我在伯克利所见的神奇之事。

费登奎斯为爱德华所做之事的理论背景框架包含了大量的革命性概念，这些概念都包括在本书之中。本书中的文章涉及不同的领域，如神经科学与剧场表演、心理学与舞蹈、物理治疗与音乐、教育与康复，以及婴儿发育与运动表现。

在本书中，费登奎斯以温和的、对话式的语气，对自己的方法体系背后的理论进行了精确的、精练的讲述。此外，在本书的访谈部分，我们不仅可以了解柔道在欧洲的发展史、费登奎斯方法在表演中的应用，还可以读到费登奎斯和以色列知名科学家阿哈龙·卡齐尔（Aharon Katzir）之间的发人深思的对话。

费登奎斯原本是一位站在物理学顶端的科学家，同时他也是一位涉猎广泛的思想家。在本书的这些访谈中，他不仅谈到了自己对于物理学、生物学、胚胎学、心理学、语义学、神经科学的见解，还前瞻性地提到大脑与学习领域的相关概念，而这些与大脑、学习相关的概念已经得到当代神经科学的证实。你会发现，自己经常会被带入费登奎斯的思路、进入他的逻辑，并得出令人意外的结论。有时，他会提出抽象或理论化的概论，之后像翻转魔方一样，让你从不同的角度理解其中的道理。他几乎总是可以将他所讲的这些概念与日常生活中的具体的事联系在一起。

有些人会将他的写作风格定义为苏格拉底式或塔木德式风格，我个人认为这两种风格都很切中要点，而它们也反映了费登奎斯作为一个严谨的科学家的背景。特别是当他邀请我们与他一起讨论一些常见的、每天都会用的词汇或概念（如"意识""思考""自我意象""能量""实现/满足"）时，更体现了这一点。在这些时刻，他表现出了自己受过经典教育、富有分析者的心智的一面，他和我们一起对这些术语进行精确的定义。这让我们见识了他对独特性的专注，引领我们去探索之前没有思考过的方向。

在本书的每一篇文章和访谈中，我们都可以感受到费登奎斯对每一个人的能力抱有乐观态度——无论每个人所处的环境如何或有着怎样的局限，他都可以成长、改变、提高，最终成为一个具有自我决断能力的人。这并不是一个策略性的观点，它有坚实的实证基础：我们的大脑有大约1000亿个神经元，但我们却只动用了其中非常小的一部分，剩余的一大部分有潜力让我们学习用新的方式做动作、感觉、思考与行动。

那么，作为一个物理学家，费登奎斯是如何发展出必要的技巧去帮助爱德华轻松地活动、讲话并恢复身体功能的呢？伟大而深刻的见解通常来自巨大的苦难，费登奎斯也是如此。费登奎斯的身体出现过复杂的问题，当时的医学无法为其提供帮助，在寻找解决个人身体问题的办法的过程中，费登奎斯领悟到了很多重要的理念。

摩谢·平卡斯·费登奎斯（Moshe Pinchas Feldenkrais）博士1904年出生于今乌克兰的一个小镇。中间名字"平卡斯"取自其高曾祖父（科列茨的平卡斯，Pinchas of Korets），他是著名的拉比，也是哈西德派创始人拉比·以色列·本·以利沙尔〔Rabbi Israel ben Eliezer，又称巴尔·谢姆·托夫（Baal Shem Tov）〕的主要弟子之一。

在费登奎斯13岁时，为了逃离反犹主义与对少数族群的迫害，他从家乡徒步到达了英属巴勒斯坦托管地。在那里他开始工作、学习，并对自卫术产生了兴趣。1930年，他移居巴黎，在索邦大学学习工程学与物理学。除了学业之外，费登奎斯还学习了日本武术，并成为西方世界第一批获得柔道黑带的人之一。他对柔道的理解主要来自对动作物理学（physics of movement）的认识，也就是他对运动定律（laws of motion）和地心引力对于动作力学影响的认识。1933年，费登奎斯开始攻读博士学位，并成为居里研究中心科学家团队的一员。在此期间，他和后来获得诺贝尔物理学奖的弗雷德里克·约里奥－居里（Frédéric Joliot-Curie）共同发表了关于核裂变的早期研究报告。

1940年，德军入侵巴黎，费登奎斯逃亡至英国，并在英国政府从事军事研究。在英国期间，由于多年前的膝关节旧伤，费登奎斯走路时感到非常疼痛并且出现行走困难。当时，还没有现代的关节镜手术技术，他咨询了英国最顶尖的外科医生，他们认为通过医学干预很难对他的膝关节进行治疗。于是，费登奎斯决定用自己的方法解决问题。

身为科学家的费登奎斯非常严谨，他开始研究功能解剖，把物理学和运动定律应用于日常动作，探索人体最初获得最基本运动功能的过程。最终，他得到了非凡的、实用的结论——在我们的成长过程中，学习是最基本的要素。他认为，如果他能够理解学习是如何发生的，那么他就可以改变旧有的习惯模式，恢复失去的功能，正如他自己的行走能力。这一探索改变了费登奎斯的职业生涯。

与其他大部分哺乳动物不同，人类在出生时大脑基本上一片空白，也就是说，除了我们的基本生理功能和本能需求之外，都是没有先天设定的。几乎所有的我们成年后能够做的事，都需要经过"学徒期"的学习。例如，大部分婴儿出生 10~14 个月后才学会走路，在学会走路之前他必须学习翻滚、坐起、爬行、站立等。费登奎斯认为，每个孩子都必须独立地、有机地学习，以应对实实在在的物理问题，如地心引力、稳定性、动量、平衡等。

如果人类在完全与世隔绝的环境中长大，那些我们认为的人类特有的功能是不会出现的。与其他物种不同，人类不只需要空气、水和食物，还需要人类社会。在这个社会中的人，经过一段时间，会发展出有目的的、成功的行为——这些行为与他和其他人在共同的背景下达到的有意义的目标是一致的。

费登奎斯认为神经系统和动作是最重要的。他做出了大胆的推断，即神经系统以动作为媒介进行分辨，进而导致对特定行动或行为模式的偏好和选择。

由于人类神经系统中的大部分没有被设定，使其在行为选择方面有更多的可选择空间。换言之，人类可以适应无限多的文化环境、语言、天气等。出于同样的原因，如果我们理想的动作、姿势、行为没有被先天预设，我们就极容易学习到对我们来讲不是最佳的选项。我们在儿童时期做的选择不一定适合长期的发展，从而导致神经系统或肌肉问题，如颈背痛、神经质倾向、抑郁或不良的自我意象。

费登奎斯开始认识到，社会心理发育（social-psychological development）与我们的运动发育（motor development）有着不可分割的关系。在儿童时期，我们的心理－情绪模式或行为与逐步提高的动作技术不只是同时学习到的，而且是作为一个整体通过肌肉组织在瞬间实现的。费登奎斯在他的前两本书《身体与成熟行为：焦虑、性、重力与学习》（*Body and Mature Behavior: A Study of Anxiety, Sex, Gravitation*，以下称《身体与成熟行为》）和《强有力的自我》（*Learning and The Potent Self*）中提到了这些观点。

> 一个完全成熟的身体，若在其成长过程中没有遇到巨大的情绪困扰，动作将逐步符合周围环境的力学要求。神经－肌肉的演化受这些法则的影响，并适应它们。然而，在社会中，我们依据高度的奖励与严厉的惩罚行事，这会扭曲身体系统的发育，很多行为会被排除或受到限制。
>
> ——摩谢·费登奎斯《身体与成熟行为》

费登奎斯相信成人的大脑具有巨大的学习潜力，然而他也在问，在什么样的条件下，神经系统或人可以更容易、更有成效地学习？费登奎斯从 19 世纪一项不太出色的心理物理学（心理物理学是现代实验心理学的前身）研究中找到了答案。这个定律就是韦伯－费希纳定律（Weber-Fechner Law），或称之为"差异恰可被发现／觉察定律"（Law of Just Noticeable Difference）。

概括地讲，韦伯－费希纳定律指出，刺激的量级（如声音、光、肌肉收缩等）与人们可以感知到的刺激的量的变化之间存在一个恒定的比率。从实践角度来讲，这就意味着，刺激的强度或量级较大时，就需要有一个较大的刺激变化才会引起感知上的差别；相反，当刺激的强度减小时，为了感受到差别，所需要的刺激变化也会较小。

基于此，费登奎斯认为，通过减少肌肉的用力，动觉－感觉的敏感性就会提升，人们就有可能更精细地辨别自己正在做的事，更能觉察到自己组织身体、动作和行动的无意识和之前不知道的方面。费登奎斯发现，他自己之所以不便行走，不仅是膝关节结构的完整性出了问题，他走路的方式也出了问题。换言之，自己习得的动作习惯是导致问题出现的原因。这就是费登奎斯所谓的"错误学习"。他认为，如果可以从实践层面将韦伯－费希纳定律应用到功能性动作中，他会找到最优化的学习、改善和康复的方法。

> 动作模式的根本性变化会让思考与感受无法固着在已建立的惯性模式中。当习惯失去其主要支持，也就是肌肉的支持，习惯也就变得更容易改变了。
>
> ——摩谢·费登奎斯《动中觉察》

费登奎斯继续完善他的发现，并最终使自己恢复了行走的能力。在这个过程中，他原创性地发展出了两种不同的方式来实现他的想法：一对一的课程，最终定名为"功能整合"；名为"动中觉察"的团体课程。在动中觉察课程中，他将自己的想法整理成高度结构化的自我探索或引导式学习实验。在这两种方式的课程中，费登奎斯都利用了基本的或协同的神经–肌肉关系来促进学习者的健康，使他们形成更高效的动作模式和姿势。

费登奎斯在 1949 年回到以色列，在魏茨曼研究所（Weizmann Institute）从事物理研究，并担任以色列国防部电子部门的主管。其间，他仍继续教授他的团体课程，并发展有关身心关系（mind-body relationship）的实用课程。以色列第一任总统、科学家哈伊姆·魏茨曼（Chaim Weizmann）告诉费登奎斯："在物理学领域有很多科学家懂得你所懂得的物理学，但是他们当中没有人懂得你对于身体的认识。"费登奎斯的工作成效逐步被广泛认知，最终他在 20 世纪 50 年代中期离开了物理学研究领域，开始成立工作室，以帮助遇到不同问题的人，以及想要提升能力的表演艺术家。

费登奎斯常说，动中觉察和功能整合是一个硬币的两面，就是说这两种课程出自同一理论。他经常发展和测试这两种课程。在他的观点中最重要的是，学习、觉察和动作之间的关系为改善个人身心健康提供了最直接的方法。

在接下来 30 年的日常工作中，费登奎斯发展出了有效的、精巧的、有创造力的策略去改善或恢复人类的几乎所有功能。他的学员包括国际著名演员、音乐家、舞蹈家，如戏剧与电影导演彼得·布鲁克（Peter Brook）和贾克·乐寇（Jacques Lecoq），音乐家耶胡迪·梅纽因（Yehudi Menuhin）、纳西索·耶佩斯（Narciso

Yepes）、伊戈尔·马尔克维奇（Igor Markevitch）。费登奎斯还花费大量时间进行实践和教学，并出版了他唯一一本有关临床研究的书《诺拉的实例》（*The Case of Nora*）。庆幸的是，他还留下了近200小时的有关功能整合的视频资料、1000多堂动中觉察课程，还有一部分记录费登奎斯思想形成过程的文字资料。

费登奎斯在特拉维夫举办了第一次师资培训，1971年有13位学生毕业。在20世纪70年代早期，费登奎斯开始在欧洲和美国授课，课程内容引起了很多知名的知识分子和表演艺术家的兴趣，包括政治家大卫·本－古里安（David Ben-Gurion）和摩西·达扬（Moshe Dayan）、人类学家玛格丽特·米德（Margaret Mead）、神经学家保罗·巴赫利塔（Paul Bach-y-Rita）和卡尔·普里布拉姆（Karl Pribram）、生理学家艾玛·格林（Elmer Green）和心理学家威廉·舒兹（William Schutz）。

随着在国际上受关注的程度越来越高，1975年，费登奎斯在旧金山举办了第二次师资培训，培训班有60名学生。1980年，他在美国马萨诸塞州的阿默斯特举办了第三次师资培训，培养了来自15个国家的230名学生。从此以后，他的方法持续推广，现在，全世界已经有近1万名费登奎斯教师[①]，分布在40多个不同的国家。

1974年，在没有事先通报的情况下，我敲开了费登奎斯家的大门。他慷慨地允许我在他的工作室里待了几个月，让我观察他与学员一起工作的情况。他从来不使用"病人"这一词汇，因为

---

① 现在费登奎斯教师已经远超1万名。中国也举办过多次费登奎斯师资培训，有诸多师资学员和从业者。——译者注

他认为这个词把重点放在了人的疾病上，而他想要强调的是人的学习潜力。我在他的工作室看到的事物仍然让我非常惊奇，这种惊奇一点也不亚于数年前我在伯克利所感受到的，例如，罹患多发性硬化症的女子可以丢掉拐杖，脊髓严重受损的美国人丢掉轮椅改用拐杖，一直不能睁开左眼的 7 岁以色列男孩学会了同时睁开、闭上双眼，罹患脑卒中的德国大提琴家再次学会用手拉琴，年轻的奥地利脑性瘫痪女孩学会走路。我非常荣幸能在 1984 年费登奎斯去世之前一直跟随他在特拉维夫学习。时至今日，我发现自己仍沉迷于他的思想。

摩谢·费登奎斯博士留下的遗产有潜力帮助数百万苦于疼痛、动作困难、有神经问题的人，以及想要提升自己能力的表演艺术家和运动员。在这里，我只提及了费登奎斯方法具体应用的一小部分。我相信，理疗医学、物理治疗、教育学以及心理学等都可以从费登奎斯的理论与方法中学到很多东西。希望这本重要却姗姗来迟的书能够让他独创且革新的理念得到应有的认识与深入的分析，也让读者有机会领略他的观点与宏大的视野。

大卫·纪马赫－柏辛（David Zemach-Bersin）
纽约与宾夕法尼亚州多伊尔斯敦费登奎斯学院
2010 年 3 月

序言二

　　摩谢·费登奎斯的最后一本著作有一个非常迷人的名字——《费解与显然》(*The Elusive Obvious*)。意指我们习得的"自我组织是多么重要"这件事是令人费解的，但费登奎斯建议改变思考方法，从而使它变得显而易见。从费解到显然的转变是对本书的恰当描述。当有人提出让我来整理出版本书时，这本书的意义立刻就变得很显然。虽然这些文章中的一些思想可以在费登奎斯的其他著作中看到，但这些文章却并不易得。本书收集了与费登奎斯方法有关的、用英语出版的所有费登奎斯的文章与访谈。[①] 时间跨度从 1964 年至 1981 年。尽管有一些访谈是之后发表的，但是访谈本身发生在这一期间。我在每篇文章前增补了文章的简介以及编者和访谈者的介绍。此外，我也在文章中增加了一些注释，为读者提供一些背景资料。

　　在本书中，费登奎斯会提及很多不同的人，有著名的政治

---

① 有迹象表明可能还有其他的线索，但经过深入的查询，我们没能找到更多。

家、艺术家和科学家，还有他那个时代的重要人物——他教学的那个年代里特殊亚文化中众所周知的人物。当我 1976 年第一次遇到费登奎斯时，只要来参加费登奎斯课程的人，无人不知葛吉夫①、亚历山大（F.M.Alexander）和琼·休斯敦（Jean Houston），这些人对于费登奎斯来讲都是非常重要的。但我在教授费登奎斯课程的过程中再提到这些人物或其他我那个年代的对我非常重要的人物时，大部分学生都没有听说过他们。

"你所生活的那个年代的文化名人对于下一代来讲几乎没人知道"——这种令人迷惘的经验让我想起我 1983 年到以色列向费登奎斯学习的时光。他那时刚从脑卒中中康复，每天只是抽时间教授 2 ~ 3 次功能整合课（针对个人的手法课程）。此外，他当时还在写自传，他用手写，我帮他打字录入，他提到的很多名字我都不熟悉，因此，我不得不找他核对。他对于我不熟悉他所提到的那些历史名人颇为吃惊。那时我 25 岁左右，与他有 50 多年的生活经历差距。他对这种知识上的断层感到心烦意乱。下午，学习费登奎斯方法的其他学生会来，费登奎斯坐在他书架前面的一张桌子后讲授课程。当时的情况我记得非常清楚：他从书架上拿出一本书，以说明一个观点；拿起电话用 4 种语言与人交谈；不论

---

① 乔治·伊万诺维奇·葛吉夫（George Ivanovich Gurdjieff, 1866—1949）曾经游学于许多古老密意知识流传的地域，包括印度、埃及、苏丹、伊拉克、中国西藏地区、麦加。他的前半生如同一阕隐讳的神谕，没有人知晓他的真实来历、修学背景。葛吉夫博杂广大的密意知识经由大弟子邬斯宾斯基（P. D. Ouspensky）以卓越的理性整理后，"第四道"体系更加条理分明。葛吉夫宣称"第四道"并非他自己发明的，而是渊源久远的古老智慧。葛吉夫是个多变的人，流畅展现不同的风貌：当他严厉时，光是眼神就能令人动弹不得；当他温和时，就像春天的暖阳照得人眉开眼笑。

我坚持什么立场，他都会愉快地与我辩论；即使是坐着，他也一直动个不停……基于对我历史知识断层的好奇，他会向其他学生提问关于过往时代的人物，然后，他意识到，我不是唯一不熟悉这些人物的学生。在那之后，他开始不情愿地为我解释一些他在自传①中谈到的历史人物的背景。

时间在流逝，上一代的巨人可能成为对下一代人来说无关紧要的脚注。编辑这本书时，我有一种似曾相识的感觉，我似乎回到了很久以前在特拉维夫和费登奎斯刚开始接触的时期，同时，我似乎看到了自己走过的路——我年轻时耳熟能详的名字如今都需要加注释了。

在本书中，费登奎斯对以自己名字命名的费登奎斯方法做了最简明的描述。在前两篇文章《身体表达》(*Bodily Expressions*)和《身与心》中，费登奎斯特别完整、清晰地描述了费登奎斯理论的许多方面，并穿插了一些小练习来展现自己的观点。在《身体表达》一文中，他详细阐述了费登奎斯的核心概念——自我意象。这篇文章还包括了对可反转（可逆性，reversibility）概念的深入讨论，因为这一概念不仅在做动作的过程中经常会提及，在他的文章中也随处可见。在《身与心》一文中，他阐述了身心的整体性，并在此背景下特别谈到了他的方法。所有的文章都涉及了学习的主题，以及人类的学习能力为何既是我们最大的挑战，也是我们最大的希望。"学习"是威尔·舒兹（Will Schutz）访谈《动作和心智》(*Movement and the Mind*)以及转录的演讲《人与世界》(*Man and the World*)的主题。这两篇文章虽然从不同的角度探讨

_____

① 不幸的是，这本自传在费登奎斯去世时还未成形，因此从未出版过。

学习，但也探讨了人类神经系统在适应和学习方面令人惊叹的能力。《论听觉的重要性》（*On the Primacy of Hearing*）则从学习过程的一个方面探讨了听觉与空间定向形成的关系。

本书收录的最短的一篇文章是《论健康》（*On Health*），在这篇文章中费登奎斯从更广泛的视角讨论了健康，这些主题在《有机学习与自我实现》（*Self-Fulfillment Through Organic Learning*）一文中有更详细的阐述——此文是由马克·里斯（Mark Reese）精心编辑的。

"觉察的重要性及其定义"是贯穿本书的另一个重要主题。我们可以看到，费登奎斯在与阿哈龙·卡齐尔的讨论中阐述了他早期关于觉察和学习的观点，卡尔·金斯伯格（Carl Ginsburg）精心编辑了这篇文章〔《摩谢·费登奎斯与阿哈龙·卡齐尔谈论觉察和意识》（*Moshe Feldenkrais Discusses Awareness and Consciousness with Aharon Katzir*）〕。这些主题在 1973 年爱德华·罗森菲尔德（Edward Rosenfeld）对费登奎斯的一次采访〔《前脑：睡眠、意识、觉察和学习》（*The Forebrain: Sleep, Consciousness, Awareness, and Learning*）〕中被提到。

本书中处处可以看到费登奎斯对于他的方法的热情，但对于没有了解过费登奎斯方法的读者来说，仅通过文字描述来真正理解这种方法如何操作还是非常困难的。因此，书中添加了一些费登奎斯工作时的照片。此外，对于第一篇文章，我特别建议你进行实践，以帮助你了解费登奎斯所表述的想法。我强烈建议你花点时间来做些尝试，因为通过实践获得的经验将有助于你理解本书的其余部分。本书中有两篇文章更具体地讨论了这种方法的实践，分别是《动中觉察》和《新日》（*The New Sun*）月刊的《摩谢·费登奎斯访谈》（*An Interview with Moshe Feldenkrais*）。第一个是费登奎斯在他位于特拉维夫的研究所用来让新学生熟悉他的方法的讲义。而《新日》月刊的访谈则发生在访谈者在亲眼见证了费登奎斯的手法课程之后，因此，在这篇访谈中，很多问题都聚焦于费登奎斯在功能整合时的思维过程。

其中两篇访谈涉及费登奎斯方法与戏剧的联系。一篇是著名导演理查德·谢克纳（Richard Schechner）与费登奎斯的访谈——《意象、动作与演员：恢复潜能》（*Image, Movement and Actor: Restoration of Potentiality*），他们讨论了自我意象、中立，以及表演中的可逆性。在准备本书的过程中，我联系了谢克纳，谢克纳仍然能回想起谈话时的愉快画面。这段内容也收录在了本书中。另一篇是戏剧教授乔安娜·罗特（Joanna Rotté）的访谈——《再访费登奎斯：紧张、天赋和童年的馈赠》（*Feldenkrais Revisited: Tension, Talent, and the Legacy of Childhood*），她从一个不同但有趣的角度关注了天赋及其发展等主题。

丹尼斯·莱里（Dennis Leri）的访谈《费登奎斯与柔道》（*The Extraordinary Story of How Moshe Feldenkrais Came to Study Judo*）可能是将费登奎斯的个性和风格展现得最明显的一次访谈。莱里很了解费登奎斯，给了他讲故事的空间。在一个轻松的对话环境中，此文给我们讲述了一个伟大的故事，这篇访谈是深入了解费登奎斯的窗口。

把文章和访谈放在一起，影响会比它们的总和更大，会形成一个多样的、有质感的整体。本书为不熟悉费登奎斯观点的人提供了许多不同的切入点，同时也为认真学习费登奎斯方法的人提供了大量的文献资源。

本书的出版得到了许多人的帮助和支持，他们慷慨地贡献了各自的专业知识和时间。我要特别感谢大卫·纪马赫–柏辛，他对费登奎斯生活和工作的具体细节的了解在本书的创作过程中被证明是无价的，他也陪伴我完成了这个项目。丹尼斯·莱里也在很多方面提供了不断的支持和投入，这对我们非常有帮助。莱亚·沃根辛格（Lea Wolgensinger）非常慷慨地提供了许多她父亲拍摄的关于费登奎斯的精彩照片，这些照片让本书更显丰满。

我要缅怀米歇尔·西利斯·费登奎斯（Michél Silice Feldenkrais），在他不幸英年早逝之前，他对本书的初期工作给予了支持。我还要感谢他的遗孀兹伯拉·曼黛·西利斯（Zipora Mandel Silice）的热情参与。另外还要感谢国际费登奎斯联合会（IFF）允许我把鲍勃·奈顿（Bob Knighton）拍摄的照片放入书中。

我感谢以下这些人一路上给予我的各种帮助和建议：阿林·佐内斯（Arlyn Zones）、米丽娅姆·普费弗（Miriam Pfeffer）、埃莉诺·克里斯韦尔（Eleanor Criswell）、卡尔·金斯伯格（Carl Ginsburg）、卡罗尔·克雷斯（Carol Kress）、凯特·纪马赫–柏辛（Kaethe Zemach-Bersin）、堂娜·雷（Donna Ray）、卡西·克雷格（Cathie Krieger）、布鲁斯·西尔维（Bruce Silvey）、乔安娜·罗特（Joanna Rotté）、萨沙·杜拉克（Sasha du Lac）和福尔克·费德森（Falk Fedderson）。

我还要感谢迪尔德丽·奥谢（Deirdre O'Shea）娴熟的编辑工作，以及北大西洋图书编辑森田久惠（Hisae Matsuda）的耐心和洞察力。最后，我必须感谢我的丈夫拉斐尔·努涅斯（Rafael Núñez）和我的女儿阿利安娜·努涅斯–贝林格（Aliana Núñez-

Beringer），感谢他们让我完成一天的工作后可以回归一个舒适的世界。

伊丽莎白·贝林格（Elizabeth Beringer）

美国加利福尼亚州圣地亚哥

2010 年 5 月

目　录

第一部分

文　章

1

身体表达

由托马斯·汉纳（Thomas Hanna）将法文转译为英文

《技术方面：身体表达》（*Aspects d'une technique: l'expression corporelle*）是一本15页的专著，写于1964年，由 Éditions Chiron 出版——此出版社是费登奎斯博士所有法语书籍的出版商。1988年，《身心学》（*Somatics*）杂志的编辑托马斯·汉纳把这本专著翻译成英文，并以《身体表达》（*Bodily Expressions*）为题分两期在《身心学》上刊出。本书中，我们将其完整收录，它是本书各篇中较早的作品之一，也是可以找到的关于费登奎斯方法的篇幅最短、解释最深入的一篇文章。在最初由《身心学》刊出的文章中，我们得到了由迈克尔·沃根辛格[①]拍摄的照片。迈克尔·沃根辛格和他的妻子卢兹（Luzzi）与费登奎斯是近40年的密友。

——编者

自我意象决定人类的行为，而人类塑造了自己的自我意象，因此，如果一个人希望改变自己的行为，就有必要改变自我意象。

什么是自我意象？我认为，自我意象就是身体意象，即身体各部分的形状和相互关系——空间和时间的关系，以及动觉，还包括感受、情绪和个人的思想，所有这些构成了一个统一的整体。

自我意象是如何产生的？每个人都觉得自己的走路、说话和行为方式是独一无二、不可改变的。他完全了解自己的行为方式——好像他生来就有这种行为似的。他观察空间中物体的方式、他学习动作的方式、他倾斜头部的方式，以及他看待事物的方式似乎都是天生的。他也相信这些都无法改变，最多改变其速度、强度或持续时间。

尽管人们抱有这种信念，但人类行为核心的一切都是通过长时间的学习获得的，如走路、说话、以三维的方式看照片或画作。一个人的所有动作、态度和语言的获得由他出生的地点和环境决定，这纯粹是一种不确定因素。

因此，当我们学习说第二种语言时，我们总是带着口音——之

[①] 迈克尔·沃根辛格（Michael Wolgensinger）出版了20多本备受赞誉的摄影书籍，其中《苏黎世》和《西班牙》是2本比较著名的。费登奎斯经常会在沃根辛格家连续待上几个星期，在欧洲时，他把沃根辛格家当作他的第二个家。在这些访问期间，沃根辛格拍摄了许多照片。感谢他的女儿莱亚·沃根辛格允许我们将她父亲的照片收入本书。——编者注

前的学习总是会影响新的学习。跪坐或盘腿坐对我们来说很困难，这受早期生活的习惯的影响。因此，无论一个人的出生是多么偶然，在试图改变心理和生理习惯时，我们所遇到的困难与遗传几乎没有关系，而是任何旧有习惯要改变时都会遇到的普遍性问题。

很明显，困难不在于习惯本身，而在于这些习惯偶然形成的早期时间点。我们的自我意象似乎完全是偶然获得的。因此，问题就出现了：一个人是否有可能自由地选择更适当的、更适合自己的、独一无二的、新的习惯模式？

读者要明白，这里的问题不是简单地用一种行动方式取代另一种行动方式——这只是一种静态的变化。我所建议的是改变我们的行为方式，其目的是让我们在行动的整个过程中发生动态的变化。在进一步讨论之前，有必要做一个简短的试验，让读者感受到这种可能性，而不仅仅是理解它。

趴着，右腿膝关节弯曲，小腿指向天花板。你会发现，不同的人，脚与腿的关系是完全不同的。每个人的脚的摆放位置都不一样。如果把一本书放在脚上，就能更明显地看出脚的摆放方式：大多数情况下，书的平面与天花板是不平行的，会呈现一个特定的斜面，每个人的这个斜面都不相同。我们可以推断，腿和脚的肌肉收缩之间有一种特殊的关系。即使肌肉组织没有支撑什么重量，它也不会处于一个中性的模式。自我意象决定了肌肉的张力模式。人们通常主观地认为，这种独特的个人模式既是显而易见的，又是不可避免的。这是因为习惯模式已经铭刻于神经系统中。神经系统会以这种习惯性的、业已形成的模式来响应外界的刺激——因为它没有其他可用的反应模式。为了实现我们所建议的那种动态变化，需要将这些强迫性模式从神经系统中去除，让它自由地行动或做出反应——不是根据习惯，而是根据特定的外部环境。

要改变脚与腿的动态关系，一个人只需要做大约 20 个非常缓慢的动作，并将注意力集中在脚的轨迹和脚的不同部位上。例如，屈曲和伸展脚，注意足跟的动作。试着跟随这个动作，同时，注意蹬趾的动作，之后，再一个一个去觉察其他足趾的动作。在做动作的过程中，要以最温和的方式来做，减少动作强度，从而促进变化的产生。

当你专注于每一个脚趾在空间中的移动时，你会体验到，有些脚趾动作更容易觉察，而另一些则较难觉察。困难在于，这些不同程度的清晰度造成了我们对这些身体部位的意象流的不连续。

试着用脚做另一种动作模式：用脚尖画圆，同时，试着感受你脚跟的相应动作。如果你突然停下来，你会惊讶地发现，在某些位置上，要准确地知道脚跟在突然停下的那一刻在哪里是多么困难，而在其他位置上却相对容易。

现在，用脚做非常缓慢的动作，用脚画一小段弧线而不是一个完整的圆，在弧线的各个点停下来，然后，再一次试着去感知，做动作的这只脚和脚跟相对于在地板上的那条腿的确切位置。

现在，试着把脚尖直接向左、向右做动作，同时，觉察脚跟的相反方向的动作。你会注意到，脚跟并没有沿着一条水平线走，它在动作轨迹的最左边和最右边做了一些非常不同的事情。

尝试另一个动作：脚尖向内转，这样脚跟会向外向右转；然后将脚尖向外转，动作的轨迹是一个半圆形，有时在上面画弧，有时在下面画弧。缓慢地做这个动作，直到脚跟能画出一个完整的圆，同时觉察脚尖的相应动作。通过依次想着蹬趾、第二趾、第三趾、第四趾和小趾，你对脚尖的追踪会更加精确。时不时地反向画圆，直到空间模式变得容易、简单和清晰。也就是说，直到空间模式变得像通常的动作一样容易、简单、清晰，成为我们自我意象的一部分。

做这些动作时，不要做任何额外的努力，不要在感觉到有难度的情况下去做。如果你感到困惑就停下来，重新开始。

在做动作的过程中你会觉察到，每当你发现一个难以追踪的点时，你的呼吸就会同时发生变化。在任何困惑的时刻，停下来，等待，直到你的呼吸逐渐恢复正常。一段时间后，你会注意到，呼吸越平稳持续，你脚跟和脚趾的空间意象流变得越容易。你会惊讶地发现时间开始过得很快。

如果你现在伸展右腿，你会发现它看起来更长了。你会体验到，不仅仅是右脚肌肉和关节动觉上有变化，而且是整个右半边身体都有变化：右眼似乎睁得更大了——事实上也确实如此；右半边脸实际上会更长，肌肉也更放松。

如果你站起来，你还会注意到右脚动作及触地感觉有了明显变化。事实上，身体的右侧会有很明显的变化。例如，头部向右转的时候比向左转的时候更容易，头向右转的幅度会更大。如果把右手臂慢慢举过头顶，再放下来，然后用左手臂做同样的动作，你会发现右手臂更轻。

使用相同的步骤，你可以做头部的动作（而不是脚跟的动作）。头向一侧倾斜，之后再回来，同时，注意头相对于左侧身体不同部位的空间定位，如相对于肩膀、锁骨、脊柱等部位的空间定位。在做完一系列的动作后，你会发现类似的变化——整个左侧身体往下一直到脚趾的肌张力发生了变化。

鉴于这一切，一些重要的结论不言自明。

1. 即使身体的两侧都同样参与了头部的倾斜、再回正的动作，但受到有意识觉察的那一侧显示出了肌张力的变化，动作也变得轻松，并且获得更大的幸福感。这意味着，动作本身除了对血液循环有一定的改善和对身体有一些其他的微小益处外，没有更多的意义。身体两侧虽然做了相同的动作，但有意识觉察的那一侧发生了变化，那一侧身体的空间定位变得更为清晰。变化只发生在人们所关注的那一侧的事实表明，这种变化是通过神经系统的锥体外系通路发生的。

2. 因此，我们得出的结论是：这种变化发生在中枢神经系统本身，因为这种变化影响到我们所关注的那一侧身体的所有部位。

3. 最后，这种变化不会立即消失，而是可能会持续几个小时到几天。变化持续的时长取决于做练习所用的时间，以及觉察到的空间关系的清晰度。

这种方法的关键点是它的改变发生在中枢神经系统。以下事实更突显出其重要性：学习者仅仅使用纯粹的心智活动（即通过引导学习者依序来回觉察另一侧身体的动觉），无须做任何动作，就可以让身体的另一侧获得与之前做动作的一侧身体同样的变化。最开始做动作的那一侧身体获得改变需要半个小时，使用心智活动的这一侧，则仅需要几分钟去系统地、逐点地、有意识地觉察身体两侧的不同，就可以达到同样的效果。

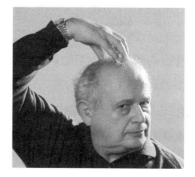

在这样一个过程之后，可能最

费登奎斯，摄于20世纪60年代末期

需要强调的是，改变一个人使用头部或脚的习惯方式是多么令人满意。这种改变会使学习者意识到，他们的自我控制习惯与他们所能达到的（与他们真正想要达到的）其实相去甚远。这将是我们接下来要设法弄清楚的事情。

很明显，在自我意象的某些方面，这种有意识注意的练习有特别的效果。这就是说，系统有优先次序，可以使这种练习更容易、更有条理。有一个最初的观察可以支持这一点——新生儿与外部世界的第一次联系是通过口唇建立起来的。从一开始，为了能够正确地使用口唇，人们就需要以特殊的方法来定位头部在空间中的位置。人体远距感受器（听觉、视觉、嗅觉）也与头部的特殊动作有关。

远距感受器通常成对存在并均衡地分布于头部，有助于我们在仅做头部动作的情况下正确地判断物体的方向和距离。听觉、视觉和嗅觉器官有一种复杂的神经功能，在实现这一功能时头部需要转动，从而在成对的感觉器官接收到刺激后，使脸转向刺激源。头部就像中枢神经系统的一个潜望镜，作用是将感官信息带入大脑。

归根结底，神经系统是人类与外部世界保持联系的唯一部分——感官和身体的其他部分只起到行动和收集信息的功能。很明显，头部分布着远距感受器，会积极参与我们与外部现实的所有关系。因此，头部运动的方式构成了自我意象的基本要素，而它下面的脊柱也扮演着同样重要的角色，因为它使颈椎和腰椎的旋转成为可能。

这些思考显示了骨骼在自我意象中的重要性。头部通过脊柱安放在骨盆结构之上，因此会参与到每一个与外在世界相关的动作中（无论是被动的、主动的还是定向的），并将我们与外在世界联系起来。

胸廓悬挂在胸椎上，呼吸功能会受到胸椎运动的影响。作为回应，其运动也会受到呼吸功能的影响。因此，胸廓不应做任何扰乱头部位置的事情；胸廓必须配合头部运动，以促进头部持续定向。考虑到这一点，让我们简要地看看这与个人的自我意象怎样形成关系。

当你仰面躺着时，仔细地扫描整个身体，你会发现，身体的某些部位比其他部位更容易被感知到。那些不太容易被感知的部位不受我们意识行为的控制。此外，你会发现，在每一个单独的动作中，身体的有些部位是觉察不到的——事实上，有些部位从未在自我意象中出现过。

完整的自我意象是一种很难达到的理想状态——对整个身体有同等的觉察，每个部位（正面、背面和两侧）都有同样的重要性。每个人都必须面对这个事实，他的自我控制程度直接反映了他的自我意象。然而，这个意象与理想状态相去甚远。

我们还应该认识到，我们身体各部位之间的关系会随着我们所做的不同事情和我们采取的不同姿势而变化。举个例子，如果你闭上眼睛，试着让两根示指打开的距离和嘴的宽度一样，你可能会惊讶地发现你高估或低估了嘴的宽度，差距甚至会达到300%。

或者，再次闭上眼睛，用双手左右横向比画出你胸部的厚度（前胸到后背的距离）。然后用同样的方法纵向（一只手在上，另一只手在下）比画出胸部的厚度。你会惊讶地发现，双手的相对位置不同，会比画出不同的厚度。如果你去测量3次身体部位的空间特征，会得到3次完全不同的测量结果，而且非常不成比例。

　　你还可以尝试做这个试验：闭上你的眼睛，舒服地把双手放在自己面前，用右手指指向左眼，左手指指向右眼。想象手指与眼睛之间有一条线，它们会在中间某个点交会。试着想象这个点在什么位置，并用右手拇指和示指抓住这个点。睁开双眼，观察这个点离真正的中点有多远。之后，再重复做一次，但这次用左手拇指和示指抓住这个点，再睁开眼睛，观察这个点离真正的中点有多远。通过这个小试验，我们可以发现动觉对视觉性手控误差的影响。

　　如果用这种方式对一个人进行详细的检查，然后发现他们的自我意象和他们的客观表现之间确实存在明显的差异，那么可以肯定的是，他们在控制身体的这些部位时确实存在明显的缺陷。举个例子，有些人习惯性地把自己的胸部压得很紧，就好像他们刚刚呼完气一样，他们对胸部厚度的自我意象比实际的胸部厚度要厚2～3倍。相反，那些习惯夸张地扩张胸部，一直处于吸气状态的人，会低估他们胸部的厚度。对身体所有部位的详细检查都会产生许多这样令人惊奇的发现，尤其是在骨盆和肛门－生殖器区域。

　　一旦我们知道了一个人的自我控制程度直接反映了一个人的自我意象，我们就能理解为什么我们仅通过专注于学习特定的行为来提高自己的身体表现是如此困难。我们也可以推测，改善一个人的自我意象，使其更接近现实，会使这个人的身体行为得到普遍改善。与进行应用于特定行为的某些练习体系相比，这种改善的结果会更快，也更广泛。

肌肉活动

　　肌肉组织，包括平滑肌和横纹肌，为我们提供了关于神经系统事件的有意义和全面的信息。如果没有肌肉的活动，神经系统的活动只不过是缓慢的化学反应和各种类型的电脉冲，而这些并不能为人类提供任何有意义的信息。

如果只有这些反应和脉冲作为信息，我们永远不会知道神经系统对美是否有反应，以及它是否能够感受到绿色或红色、好或坏、高兴或不高兴，只有肌肉的表现可以告诉我们这些。平滑肌表达我们内在生命的冲动，而横纹肌则将神经系统与整个生命活动连接起来。就我们目前所知，对神经系统的化学反应和电反应给出对人类有意义的表达，肌肉是唯一的途径。

因此，深入研究肌肉系统与神经功能的关系至关重要。从一开始，我们就应该清楚，除非神经事件到达外周肌肉组织，否则，任何神经事件都无法被觉察到，也不能产生感觉或感受，或者产生情绪或行动。我们所说的"外周"，是指包括口唇和肛门的黏膜开口，以及毛细血管和整个循环系统的肌肉组织。

就其本身而言，大脑似乎对大部分的神经兴奋不敏感，而这些兴奋在外周会引起非常活跃的反应。只有当有害事件在"外周"引发某种行动时，这种有害事件才能被大脑意识到。

X线和高频波可以在不被觉察的情况下灼烧或破坏骨骼和身体内部组织，只有当这种有害事件影响到外周时，人们才会发觉。肾结石和胆结石可能是在不知不觉中形成的，但只有在它们引起不适时才会被明显地觉察到。同样，直到蛀牙开始影响神经和牙龈时，我们才能感觉到它的破坏作用。

从一开始到现在，地球生命不得不进化出能够适应地球引力场的神经系统和肌肉系统。除了控制体温和体内化学稳态之外，神经和肌肉系统主要参与生存活动，所有这些活动都涉及人在重力场中的运动。

　　甚至我们对动物的分类也是基于动物的运动方式：鱼游泳，鸟飞翔，其他动物或滑行，或爬行，或攀爬，或用四条腿或两条腿走路，等等。

　　我们必须牢记所有肌肉活动都有的一个重要特征。我们尝试连续做一个简单的手指动作，然后是手的动作、前臂动作、整个手臂的动作，试着评估做每个动作时的相对作用力，就会发现，所有这些动作都可以以同样轻松的程度执行。我们可以非常简单地计算出做动作时需要的功。例如，手指在做动作时需要多少功，手做动作时需要更多的功，以此类推，上臂、整个手臂做动作会需要更多的功。也就是说，肌肉用力的感觉不是用它所做的功来测量的，而是用另一种方式来测量，它是"动作如何组织的"，也即"动员的质量"。

　　做功可以很小，也可以非常大，但是用力的感觉却是一样的。只有当存在某种阻力或干扰时，我们才会使用不适当的更大用力来克服它。这种用力增加的感觉显然不是由于做功的增加。因此，总的来说，我们可以得出这样的结论，我们的感受和感觉告诉了我们一些关于内部组织和动员的质量的信息，而不是客观事实中可以测量或证实的差异。

　　感觉和感受不能告诉我们实际发生了什么，所以如果我们想确定自己的感受和感觉确实是我们以为发生的，我们只能利用自己的心理过程、自己的判断、自己的理解和知识。如果不这样做，发生的错误很可能是致命的。

　　我们的行为是根据自我意象组织起来的，而自我意象的形成具有偶然性。这个自我意象是由感觉和感受组成的。在这种情况下，有必要指出，当我们的行为是基于自我意象中不怎么清晰的那部分时，可能会导致错误，比如做出与我们认为正在做的事情相反的事，或做出与我们感觉自己正在做的事情并没有清晰关系的事情。而且，这些行为将在没有任何感知的情况下发生。

如前文所述，当你在做活动脚跟和脚趾的试验时，你很可能会发现，你所做的动作与你所感觉到的动作完全不同。一旦你注意到这样的错误，空间意象的流动就会突然中断。很少有人会完全觉察不到自己的脚跟或脚趾的轨迹，以至于他不知道脚趾和脚跟在空间中的位置，或者两者中的一个正在做什么。这是因为，我们很少有意识地去观察自己的行为和意图之间是否有直接的关联。

通常，我们只按照自己从出生到大约14岁形成的自我意象活动，很少有超出自我意象活动之外的活动。这种模糊的意象运作起来通常是令人满意的——因为我们很少需要有更完整的意象。即使我们在14岁之后能够做出更复杂的行为，也通常会继续使用在年少时建立的意象模式。我们在年少时形成这一意象的时间是更连续的，因为它很少像成人那样被分成不定期的学习阶段。值得注意的是，成人在主观学习上的这种非连续性阻碍了人类创造力潜力的发掘。这就是我要问的问题：是否存在这样的行为，它超出了任何个人的自我意象，以至于当我们试图去做一件事的时候，会做与自己想做的完全相反的事情？

下面的动作可以表明我的意思。把你右手的手掌放在肚脐上，手指指向左边。在手不动的情况下，移动肘部，让前臂和手背成直角。很多人会发现自己无法完成这个简单的动作。如果你是这样的，就把手放在桌子上，这时你可以非常容易地让手背和前臂成直角。现在，用另一种方式试一下，保持手背与前臂的直角，把手放在肚脐上。注意，你现在可以做到了。你的手现在怎么可能做到它刚才做不到的事呢？为什么你的手之前在做与你的意愿相反的动作呢？手是身体上最灵活、最常用来随意活动的部位，它怎么可能不听你的指挥呢？手怎么能违抗你的意志，当你想要收缩伸肌时屈肌却被激活了呢？

学习正确地、准确地执行这个动作只需要片刻时间。但是，正如我们前面所说的，这不是一个简单的用一种行动代替另一种行动的问题，因为我们主要感兴趣的是"我们是如何控制自己的"这个更动态的问题。

通过关注身体的时间和空间定位来完善和明晰一个人的自我意象，可以促进自我认识的成长。这种思路并不像最初想象的那样不寻常。富有创造力的艺术家，无论是画家、音乐家、诗人、科学家还是哲学家，都试图在他们的专业领域扩大和明晰自我意象。例如，画家在画布前会考虑他对图像的感觉，以及手的姿势和力道，以他认为精确的方式控制画笔。通常，画家会一遍又一遍地润饰，直到他得到自己满意的图像。

诗人，不仅要斟酌字词的意义，还要考虑字词的长度、发音和相互关系，直到这些字词的组合准确地表达了自己的感情和思想。他用语言做的事情和我们上文做脚跟动作时的情况一模一样。同时，他也扩展和明晰了正在做的事情，从而使他的自我意象在这个特定的领域更精确、更有觉察力。

在上述关于画家、诗人和脚部动作的例子中，简单的机械重复最多只会形成静态的变化，不会产生任何形式的发展过程。

那么问题就来了：人类行为（human practice）的本质是什么，它能使一个人的自我意象得以扩展和明晰吗？显然，一个人的自我觉察（self-awareness）一定会以某种方式进步，从而形成新的或更好的动作，就像练习脚跟动作可以使我们更好地使用整条腿及其组成部分一样。如果未有意识地注意自己在做一个动作时的感受，也没有把这种注意直接应用到由这些动作产生的整个行动的细节中，就不会有任何进展——简单的机械重复永远不会促成这种进展。

因此，尽管邮递员每天要走重复的线路，但他永远不会成为一个长跑运动员，除非他把注意力转向自己的动作，并意识到他的自我意象的空间和时间定向。同样，一个只是机械地重复做动作的运动员也只能取得最小的进步。

如果一个人的自我意象要有一个渐进的发展，就必须专注于在所有的维度上完善这个意象，而不仅仅是在那些最熟悉的维度上。很多人不知道消化功能的改善也可以改善呼吸功能，也不知道这两个维度对视觉和记忆可能有什么影响。一个人如果同时是数学家和音乐家，那么他和其他音乐家是不一样的；一个人同时是诗人和音乐家，那么他和其他诗人也是不一样的——增加的维度会改变整体。当自我意象变得几乎完整时，就会成就另一个达·芬奇或威廉·莎士比亚。

记住这些，让我们看看是否能更好地理解肌肉活动。首先要注意的是，同样一块肌肉可以对不同的刺激做出不同的反应。例如，眼睑肌肉可以在某些疲劳状态下做出阵挛性动作，也可以在小飞虫进入眼睛时做反射性收缩，还可以在闭上眼睛时主动收缩——在不同情况下，肌肉收缩的性质是不同的。

所有的随意运动（自主运动）都有一个共同点：它们都是可逆/可反转的。也就是说，在动作轨迹上的任何时间点，都可以停止动作，并向相反的方向做动作，或者变换为其他动作。在自我意象中尚未完成学习的部分，则不可能存在这种可逆／可反转特征。例如，你如果把头转向右边的同时把眼睛转向左边，会立即发现这个动作不具有可逆／可反转特征。如果你尝试把这两个动作重复 20 次，同时注意呼吸的节奏，慢慢地你就会发现这个头眼向相反方向转的动作会和头眼向同一个方向转的动作一样简单，同时你也会发现转头一侧的肌肉的张力会发生变化。如果你试着比较一下头部左右转的动作，就会发现向右侧转会更自由，向右转的幅度会明显大于向左转，向右转更容易也更流畅。头部向右转的动作现在具有了可逆／可反转特征，转动的幅度也更大。

动作获得可逆／可反转特征后，会有一个明显的优势：动作不仅变得更加流畅，而且有更大范围的适应性。在我们的日常生活中，我们倾向于同时向同一侧转动头和眼睛，并形成习惯。这种眼睛与头转动方向相反的动作则很少做，有些人甚至从来没有做过。

与头部和眼睛一样，躯干和手臂也有类似的同时向同一侧做动作的习惯。由于这种习惯，当一个人想要让手臂向与头部和眼睛转动方向相反的方向做动作时，他会发现自己的这个动作没有这种可逆／可反转特征。举个例子，试试这个动作：把右手掌放在头后面，左手掌放在前额上，然后左右转动头。许多人不是在转头，而是在转动头部、眼睛、手臂和躯干这个整体。他们习惯性的自我意象控制了身体，完全没有觉察到自己实际上在做什么，甚至当别人指出后，他们也很难觉察到。

尽管我们想要做其他的动作，但这些习惯性的动作模式仍会让我们固守原有的做动作的方式——这是一种强迫性的行为。习惯模式把你本想做的动作模式排挤在外，使你难以觉察到自己正在做什么。

当可逆／可反转特征缺失非常明显时，我们需要对其进行非常细致的再训练，以使人觉察到自己想做的和实际做的动作之间的区别。在获得了动作的可逆／可反转特征后，学习者就会有解决了令人费解的问题后的感觉，这是一种在自我控制中获得更大自由的感觉。

某些秘传的方法体系会充分利用以下技巧来训练可逆／可反转特征。在指令发出的那一刻，无论学习者正处于什么姿势，必须突然地"冻结"在那里（无论这个姿势有多么奇怪或不舒服，都要保持这个姿势）。但是，通过在再次发出放松的指令前故意保持静止，学习者就会意识到自己身体各部分的排列方式是习惯性的和低效的。当动作恢复时，学习者的意识就增强了。这是学习可逆／可反转特征的第一步。葛吉夫[①]称之为"停止技术"（Stop Technique）并广泛使用。

通过谨慎地使用这种方法，一个人可以克服由自我意象发展受限造成的行为限制。这种自我意象的改善会带来可自由支配的动作模式范围和数量上的扩展。因此，在提高动作可逆／可反转技能的同时，我们的有意识的空间和时间定向也会得到改善。

这种定位／定向与意识功能是如此紧密地联系在一起，以至

[①] 葛吉夫是亚美尼亚 – 希腊精神导师，20 世纪早期主要在俄罗斯和法国教书。费登奎斯对他的方法非常感兴趣，并与他的许多弟子进行了广泛的交流。葛吉夫教授说，大多数人一生都是在醒着的睡眠中度过的，需要特别注意和自我观察才能醒来。费登奎斯在这里提到的"停止"练习是实现这一目标的众多实践之一。此外，（正如葛吉夫的方法所提到的）"工作"是指利用一种复杂的运动形式，结合意识练习、冥想和密集的社区互动来培养人的内在发展。葛吉夫教授说，有 3 个中心——思考、感觉和移动，工作的一个重要目标是在它们之间建立平衡。——编者注

于它似乎渗透到所有的意识活动中。例如，我们真的无法控制自己，除非我们的眼睛和头部有它们熟悉的空间定向及由引力场建立的垂直维度。

如果你曾经有过在你不熟悉的床上或房间里醒来的经历，你就能体会到，在醒来的瞬间，你既不能控制自己，也不能控制你的处境。即使在完全清醒的情况下，当突然受到惊吓或空间定向突然改变时，你也可能会体验到意识的中断。例如，在爬楼梯的时候，如果已经爬到顶部却下意识地继续抬高脚，那么突然的踏空既是对身体的机械冲击，也是对根据经验行事的意识的冲击。同样的意识中断也会发生在下楼梯时，在最后一阶后发现楼梯的数量比你预期的少了一阶的情况下。在意识中断之后，恢复正常意识的过程通常伴随着这样一个问题："我在哪里？"主观上，我们在空间定向的流动意象上的断层通常被认为是意识上的断层。

我们可以肯定，意识和空间方向之间的关系对行为具有重要的影响。通过不断学习，对自我意象的可逆／可反转特征这一概念系统和细致的应用会产生以下结果。

1. 使我们意识到骨骼的形状和相互关系。

2. 减少和平衡主要肌肉的肌张力。

3. 减少做动作的用力程度，甚至扩展到做所有事情的用力程度。

4. 简化了我们在行动时动员自己的方式。

5. 增加了我们的敏感度，使我们对小的偏差都有足够的觉察。

6. 提高了我们自己的空间定向能力。

7. 增加了我们心智功能的多样性。

8．减轻疲劳，增加工作的能力和耐力。

9．改善姿势和呼吸，使身体恢复活力。

10．提升健康水平和行动能力。

11．改善做事情的协调能力。

12．使学习更轻松，无论是身体层面的还是心智层面的。

13．带来更深的自我觉察。

肌张力减少、骨骼觉察增强后，骨骼结构就可以将对身体活动有影响的垂直方向上的重力作用减少到零，从而充分发挥骨骼的作用。这就将使肌肉从任何克服重力的功能中解放出来，从而使我们可以用最小的力完成有意识的行动——在理想情况下，几乎不需要为克服重力而用力。

举个例子，如果一个人在站着的时候两脚分得很开，相对于双脚并拢的情况，此人左右移动时会更为费力。同样的，采用这种双脚距离大的站姿，意味着在做向前和向后的动作前，必须先使自己的骨架与垂直重力对齐；如果重力产生的垂直压缩力变为零，他就可以用最小的力向前或向后移动。从理论上讲，运动需要克服的力只有空气压力和摩擦力。

使用骨骼的方式得到改善后，我们就能够享受关节和椎间盘的全范围的运动。很多时候，我们认为身体的局限是由于自己的身体不够柔软，但实际上这是我们的肌肉无意识的、习惯性的收缩和缩短造成的。不知不觉中，我们的姿势变得扭曲，我们的关节承受了不必要的压力。

关节面退变反过来又进一步限制肌肉活动，以避免运动时的疼痛和不适。这样就形成了一种恶性循环，使骨骼、脊柱和椎间盘逐渐扭曲，导致身体的活动范围远在我们变老之前就缩小了。

事实上，年龄和这种恶性循环没有巨大关系。使身体恢复功能，去做骨骼所能做的每一个动作是完全有可能的。

在 60 岁之前，任何一个没有遭受严重疾病的健康人接受适宜其年龄的训练，都可以重新获得这种最佳能力。即使超过 60 岁，也有可能达到这种状态，但这取决于学习者的智力和生存意愿。

心智和身体的统一

我们所讨论的所有内容背后的中心思想是，任何行动的身、心层面都是同一功能的两个不同方面。身与心不是以某种方式联系在一起的两组现象，相反，它们是同一事物的两个方面，就像一枚硬币的两面。最有可能的是，语言的序列性、线性特点强化了我们思维的序列性，这使得同时表达这两个独立的方面成为可能。

除非创造一种特殊的词汇或一种符号系统，就像在数学中使用的那样，否则人们除了把这两个方面分开之外别无选择，即使人们不愿意这样做。即使是高度抽象的主题（如数字）也不是与生理支持不相关的。我们的思维速度与大脑运动皮质功能运作的速度密切相关。在心里从 21 默数到 30 所花的时间比从 1 数到 10 所花的时间要长，这是因为即使是像这样的非语言思维，也会使用发音数数的方式。发音数数时，从 21 数到 30 要比从 1 数到 10 花的时间长。同理，如果我们想"右"或"左"，就会立即激活眼睛的肌肉。

通过学习，人类的神经系统可以学会抑制喉部和眼睛的肌肉活动，从而加快思维过程。即便如此，我们的思维仍然受限于运动皮质的运作速度。阅读本书的简单行为受到视觉感知速度的限

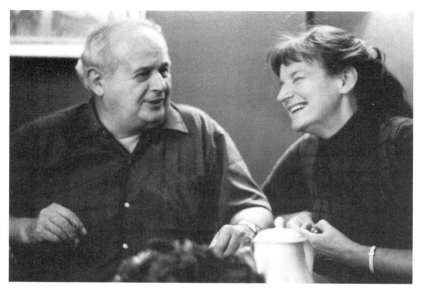

费登奎斯与卢兹·沃根辛格，摄于 20 世纪 70 年代晚期

制，但即使是在这种情况下，通过将思维过程与伴随阅读行为的肌肉活动分离开，我们也可以加速自己的思维过程。

重要的是，思考涉及支持心智过程的身体功能。无论我们多么仔细地观察，都很难找到可以在没有身体功能支持的情况下发生的精神活动。对物质结构的研究表明，物质只是能量的一种表现—— 一种比能量更弱的东西，比如思维本身。

我们非常熟悉某些现象，但正因为如此，我们才很难清晰地理解它们。对我们来说，速度是一个非常真实的东西，它是有形和可测量的，即使这样，我们也不能触摸或测量速度。这是一个抽象的概念。为了测量速度，我们必须记录空间中某些物理点的变化。但我们可以更进一步，去测量比速度更为抽象的概念。也就是说，假设我们记录空间中物理点的变化，就可以测量加速和

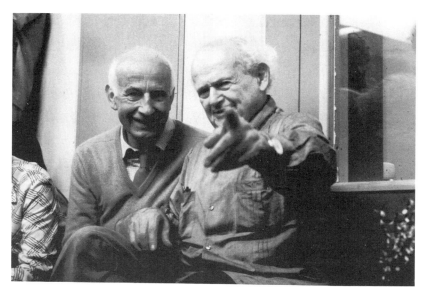

费登奎斯与摄影师迈克尔·沃根辛格，摄于 1981 年

减速，甚至可以进入第三个抽象层次，即绘制出加速度变化的统计学曲线。但这与我们思考时发生在我们内心的事情有什么不同呢？

　　大家现在应该已经对三个抽象层次的类比有了一些概念，这三个抽象层次的类比可以推演至心理过程。例如，我可能心不在焉地读了某书的某页，然后问自己是否理解书中所讲的内容；于是我又读了一遍，看看我是否理解了它；然后我又读了第三遍，问自己为什么第一遍没读懂。

　　限于篇幅，我们暂不深入地讨论这个问题。即使如此，我们还是能看到上述两种类比的相似性，也能理解速度的变化是有可能的，但前提是支持它的身体层面也发生变化，后者的任何变化都意味着前者的变化。心理过程在其物理基础上产生变化，思维的身体层面的变化表现为心理的变化。在这两种情况下，寻找变化的根源都是徒劳的。没有身体层面的变化，速度的变化和思维的变化都是不可能的。

清醒的意识状态由 4 种元素组成：动作、感觉、感受和思维。如果没有这 4 项活动，人很快就会睡着。动作和感觉实际上是中枢神经系统的功能，除此之外，我们认为思维过程（mental process）也是同样的，我们将尝试证明感受也是中枢神经系统的功能。

恐惧的反应包括屈肌的剧烈收缩，尤其是腹部肌肉，以及屏住呼吸，同时伴有一系列血管舒缩障碍（如脉搏加快、多汗），在极端情况下可能发生颤抖和排便。许多士兵在离开战壕准备第一次拼刺刀时都经历过这种情况。在屈肌强烈收缩的同时，其拮抗肌（伸肌）会受到抑制，导致膝关节屈曲，难以站立。

新生儿对外界刺激的敏感度非常低，仅对光线、声音、气味有轻微的反应，甚至对适度的捏掐也只有轻微的反应。但如果婴儿感到突然坠落，屈肌就会发生剧烈收缩，表现为呼吸停止，随之哭泣、脉搏加快、血管舒缩紊乱。新生儿对坠落的反应和成人对害怕坠落的反应有惊人的相似之处。

对坠落的反应在出生时就存在，即它是天生的，不受后天经验的影响。低下头、身体向内折叠、膝关节屈曲、颤抖、伸肌张力变小，这些都是处于焦虑和恐惧中的人所特有的特征，也都是屈肌收缩的反应。

出生几周后，婴儿的听力变得更加敏锐，如果突然听到巨响，婴儿开始出现同样的剧烈反应。在神经系统所有未完成髓鞘化的部位，相邻神经和神经分支都会出现兴奋扩散。第Ⅷ对脑神经有两个分支，即蜗神经和前庭神经，后一个分支支配半规管。新生儿突然失去支撑时，由于半规管对坠落的反应，会引起其前庭神经的强烈兴奋。而当耳蜗对噪声产生反应时，蜗神经的兴奋扩散到前庭神经，就会产生与坠落时相同的反应。

我们发现，处于焦虑或恐惧中的成人所表现出来的反应模式也是由刺激第Ⅷ对脑神经的前庭神经而产生的。焦虑的典型症状（眩晕、呕吐等），与前庭功能紊乱时常见的症状相同。

因此，我们已经明确了焦虑、根深蒂固的恐惧、犹豫不决和长期自我怀疑形成的潜在模式。此外，我们也发现了感觉与中枢神经系统功能之间相互依赖的关系，以及它们如何影响身体姿势，并产生典型的肌张力的模式。通过仔细审视这些现象，我们就可以明白其中的道理。

总而言之，在自我控制方面，肌肉的控制是非常重要的。仔细检查习惯性姿势和引起肌肉收缩的模式，可以推断大脑运动皮质的哪些区域持续异常兴奋，哪些区域持续受到抑制。

我们应该记住，生命是中枢神经系统连续状态的快速流动，每一种状态，无论多么复杂，都代表着一个不可分割的"格式塔"（gestalt）[①]。你不可能同时想着"是"和"不是"。无论特定的思想、行为或经验多么复杂，它都代表着一个人的整体行动。

如果一个人持续的兴奋和抑制的整个状态是每一个思想和行动总是激活相同的区域，那就是所谓的痴迷状态。这种神经系统

---

① 也被译为完形心理学，它强调经验和行为的整体性及对构造主义元素学说和行为主义"刺激 – 反应"公式，认为整体不等于部分之和，意识不等于感觉元素的集合，行为不等于反射弧的循环。——译者注

的状态可以通过作用于相同的兴奋和抑制区域的药物使其恢复正常。当在心理治疗中出现类似的结果时，受治疗者会出现姿势和全身肌肉肌张力的变化。

我再重复一遍，大脑皮质的状态可以通过姿势和肌张力直接从身体层面观察到。中枢神经系统的变化总是意味着姿势的变化。正如前文所说，它是同一枚硬币的另一面。

很明显，一种可以减少肌张力并系统地改善自我意象的技术，其意义怎么强调也不过分。通过这种技术，我们可以清楚地认识到，当自我控制有缺陷时，其他东西也会有缺陷，即自我发展受阻。因此，纠正这些缺陷不应该被视为"治疗一种疾病"，而是重新开启自我的成长和发展。

这种技术经过 20 年的实践，在两个方面得到了发展：一是通过手法直接与学习者一起工作；二是以不同的方式让 50 个人或更多的人一起参与。

我们不应该在没有最后观察的情况下结束讨论。考虑到中枢神经系统的组织水平（嗅脑，控制着身体的内部环境；边缘系统控制着内在需求的外部表达；高层皮质仍在演化，它不仅让人类能行动和说话，还能知道自己在做什么和说什么），很明显，意识到我们身体的空间定位就意味着能深入和清晰地认识自我。通过这种方式，我们将再次掌握个人进化的过程，使自己朝着整个进化过程已经为我们指明的方向前进。

2

身与心

1959 年，"优张力"（eutony）体系创始人格尔达·亚历山大（Gerda Alexander）在她的学校所在地哥本哈根组织了一次具有历史意义的身心学思想家会议。格尔达·亚历山大和摩谢·费登奎斯是朋友，他们在方法体系和想法上相互支持。本次会议的主题是"释放紧张和对肌肉动作的再教育"，会议包括课程、演示和讲座。身心学的从业者从欧洲各地赶来，使这次会议成为一个盛会。《身与心》是根据费登奎斯在这次会议上的演讲整理出来的一篇文章。

《身与心》最初于 1964 年发表在"系统学：历史、哲学和科学比较"研究所的期刊上。该研究所由本内特（J. G. Bennett）创立。本内特受教于葛吉夫和邬斯宾斯基①，同时也是一位博采众长的灵性导师。费登奎斯对他们的想法非常感兴趣，二战后居住于伦敦期间，他与葛吉夫的许多弟子进行了交流。该期刊的创立是为了与科学家和其他与本内特的研究方法有交集的思想家进行交流。"系统学"（systemics）是本内特发明的术语，指的是一个系统中相互作用的自主组成部分形成的整体。

——编者

多少个世纪以来，人们一直认为身、心以某种方式结合在一起。像"健康的心灵寓于健康的身体中"这类谚语就表达了一种身心一体的概念。很多方法体系都认为健康的心智造就健康的身体。

我相信，身心合一是客观存在的。它们不只是相互关联的部分，而且是一个不可分割的整体。没有身体的大脑不能思考，至少，心智功能的连续性需要有相应的运动功能。我们可以用一些例子来证明这一点。

1. 我们在心里从 21 数到 30，要比从 1 数到 10 花的时间更长，尽管从 1 到 10 和从 21 到 30 的数字间隔是一样的。不同之处在于，想这些数字所需的时间与大声说出这些数字所需的时间成正比。因此，虽然上述"想数字"是一种最纯粹的抽象，但它却与通过神经组织控制的肌肉活动紧密相关。

----

① 邬斯宾斯基（P. D. Ouspensky，1878—1947）是葛吉夫最初的追随者之一，他离开葛吉夫后成立了自己的团体。他以创作《寻找奇迹》（*Search of the Miraculous*）一书而闻名，这本书讲述了他第一次接触葛吉夫的情形，以及跟随葛吉夫学习 10 年学到的东西。——编者注

我们发现，在数物体的数量时，视觉和语言的运动元素使思维速度与动作（数、看等）的速度保持一致。如果不能充分调动大脑的运动功能来觉察代表思想的文字模式，大多数人就无法清晰地思考。当然，只要进行一定的训练，人们就有可能部分地抑制思维的运动层面，从而提高思维速度。

2. 黄斑视觉，即清晰、清楚的视觉，一次只能局限在一个非常小的区域。阅读时要清晰地感知所看到的内容，眼睛的肌肉就需要时间扫描所阅读的区域。在这里，我们再次看到知觉功能和运动功能的统一。

这些例子表明，通过减少身体动作的范围让肌肉控制的表现更为流畅，可以提高思维的速度和清晰度。

雅各布森[1]认为，当肌肉得到深度放松时，很难甚至不可能在不注意到某些肌肉的肌张力下思考。即使是闭着眼睛想象一个物体，人们也会感觉到眼部肌肉的绷紧。

此外，请注意我们是如何在一生中持续地保持着同样的思想和同样的行为模式的。例如，我们使用同一个说话器官产生同样的声音，以至于几十年后我们的声音仍能被识别。我们的笔迹和举止也是一样，只要这些没有明显的变化，我们说的笑话、我们的态度和情绪也不会有变化。

我们感觉不到中枢神经系统的内部运作。只有在眼睛、发声器官、面部活动和身体其他部位引发我们的觉察时，我们才能感觉到神经－肌肉的功能运作。这就是意识的状态！

---

[1] 埃德蒙·雅各布森（Edmund Jacobson，1888—1983）于 20 世纪早期创立了一种渐进式放松方法。他是《渐进式放松》（*Progressive Relaxation*）一书的作者，该书由芝加哥大学出版社于 1938 年出版。

毫无疑问，运动功能，也许还有肌肉本身，是人类高级功能的重要组成部分。这不仅适用于唱歌、绘画和恋爱等没有肌肉活动就不可能实现的高级功能，而且适用于思考、回忆、记忆和感觉。

让我们更详细地说明一下"感觉"。我可能会感到高兴、愤怒、害怕、厌恶。当我心情舒畅时，连呼吸都畅快了，且面带笑容——我感到快乐。当我感到厌恶时，我的动作姿势就完全不同了，我的脸就像一个即将呕吐的或者刚刚呕吐过的人的脸。我生气了、准备攻击别人，但我努力控制住自己，我紧闭双唇、攥着拳头、屏住呼吸、脉搏加速、眼睛和脑袋颤抖着、脖子僵硬。我害怕、尖叫，我想要离开，或者我僵在那里动不了。

通常有一个足够清晰的动作模式可以对我的感觉强度进行客观评估。哪个首先发生，是动作模式还是感觉？很多著名的理论都会谈及这个问题。我强调的观点是，它们基本上构成一个单一的功能。在一种感觉通过动作表达出来之前，我们无法意识到它，因此，只要没有身体姿势，就没有感觉。

再教育

改变一个人的行为主要有两种路径，要么通过心理，要么通过身体。然而，若要真正改变一个人，则必须以一种能同时改变身体和心理的方法。如果这种方法不是整体性的，而是分别通过心理或身体进行的，那么这种改变不会持续太久，只要被改变的人失去对所改变行为的觉察，就会回到自发性的习惯模式。然而，通过扫描自己的身体意象，一个人可以在不想要的、习惯性的肌肉收缩模式回归前就发现它，然后通过意志行为抑制它或强化它。

通过身体导向的方式使身心达到统一的好处在于，肌肉的表达相对来讲更简单，因为它更具体、更容易定位，也更容易让一个人觉察到身体正在发生的事情。因此，以身体为导向的方式会产生更快、更直接的结果。通过作用于身体的重要部位（如眼睛、颈部、骨盆）或呼吸，很容易令人当场产生显著的情绪变化。通过团体技术，我的方法体系已经取得了明确的结果。当然，你也可以自学。

以下是几个例子，可能对你有用。

B 先生在精神病院待了 3 年，在那里，他接受了分析治疗和电击治疗。在发现很难有进一步的改善时，他离开了那里。后来，他来到我这里，我用我的方法对他进行再教育。在进行了几次正常的呼吸的课程后，他梦见自己在浴室里，浴室的墙壁突然倒塌，他暴露在旁观者面前。这个梦连续做了 10 个晚上，直到他的呼吸发生了完全的变化。在那些日子里，他的个人行为发生了显著的、积极的变化，这些变化为进一步改善提供了基础。

Z 教授是第一批将自己的方法与我的方法联系起来的精神病学家之一，他曾就自己的一个病人发表过一篇引人注目的案例分析。他指出，这个病人经过很多次心理治疗后没有得到任何有意义的信息。在每周的医务人员会议上，有人提出可以考虑采用身心学方法。在使用身心学方法时，病人被要求采用胎儿状的蜷曲姿势，并获得了一定程度的放松，呼吸也得到了改善。在进行了 4 次课程后，医生从病人那里获得了足够的重要信息，这为明确治疗过程提供了很大的帮助。这个例子表明，为了诊断的目的，在接受身心一体的前提下，身心学方法为我们提供了一个新的视角，揭示了明显不相关的事实之间的关系。

例如，年长者会对新的身体模式的形成进行自我限制。他们选择某种态度和姿势以符合他们认为自己应该具有的尊严，并拒绝做某些动作，如坐在地板上或跳跃，因此，这些动作很难执行下去。实际上，当一位年长者在重新开始或整合这些简单的动作后，不仅对身体的功能，而且对整个人格都有显著的恢复活力的效果。

正常的标准

在对前来学习我的方法的人进行再教育之前或过程中，我接触了数千人的身体，从而感悟到了一些定义健康和正常的标准。我特别研究了这些人全身肌肉肌张力的分布情况。虽然很难用几句话充分阐明"健康和正常"的概念，但我可以做一般性的描述。

例如，头部必须没有向特定方向移动的倾向。"正常"的头部应该能够很轻易地在解剖学所设定的范围内做动作。事实上，一般来说，限制身体活动的因素应该是骨骼结构，而不是肌肉紧绷。实际上，每个成人只使用了人体结构理论上可能范围的一部分。

此外，身体整体的健康协调动作遵循"最少动作的机械原理"（mechanical principle of least action），这意味着肌肉要协调地工作，以最少的能量消耗来完成任务。根据这些支配整个人体运行的原则，人们可以分辨正常的行为和异常的行为。

要使这些正常的标准具有普遍性，就必须从整体上看待人。人由 3 个部分组成：神经系统，它是核心；身体，包括骨骼、内脏和肌肉，是核心的包膜；还有环境，包括空间、地心引力和社会。这 3 个部分，每一个都有物质支持和活动，并一起形成了一个人的运作框架。

在核心（神经系统）和外部物质世界，甚至社会环境之间存在着功能对应关系。这种关系甚至比神经系统本身某些相邻部分之间的关系更为密切和重要。例如，那些为了维护既定社会秩序而直面死亡的人，面对死亡的威胁，其神经系统与社会秩序的联系可能比与身体本身的联系更强，因此，有些人牺牲自己的前两个部分来保住第三个部分。如果一个人想要改变自己的行为，但是却无视 3 个组成部分中的任何一个，哪怕是片刻，也是无视事实的表现。

神经系统通过神经元和化学信号与身体相联系，通过神经末梢和感官与外界相联系，感官提供空间位置、疼痛、触觉和温度等信息。神经系统对外界没有直接的感知，这意味着，自我和外部世界的区别是自我必须具有发展和学习的功能。神经系统慢慢地整理出来自身体和外界的信息，并对它们进行识别。

这个过程的发展使来自身体（自我）的信号和来自外部世界的信号之间的区别越来越清晰。前者被称为"我"，后者被称为"非我"。这是意识的开始。通过认识身体是如何定位的，我们开始了解自己。因此，主观和客观真实有机地依赖于运动元素（神经、肌肉和骨骼），这些运动元素由引力场定向并对引力场做出反应。

地心引力是真实的一个主要方面，在维持我们的常态方面起着重要的作用。但是我们对引力太过熟悉了，所以通常必须学习去感受它的存在。意识也是如此，只要身体定向线索的顺序不受干扰，意识就是连续的，只有当它们之间的联系中断时，我们才能认识到身体定向对意识起着多么重要的作用。当我们在昏厥或麻醉后清醒过来时，首先想到的是"我在哪里？"。当定向线索顺序出现中断时，就像当我们无法踏到预期的下一个台阶时一样，我们会短暂地失去意识。猛烈的摇晃会使我们在一瞬间失去控制方向的能力。

这里使用的"定向"一词具有最广泛的意义，包括社会领域中"我"和"非我"之间的区别，以及它的所有分支。当然，与其他方式比较，人们可以通过身体形态更清楚地发现顺从、傲慢、无关紧要或重要等态度。一旦社会定向（social orientation）的有机联系被追踪到肌肉、神经和骨骼，我们就拥有了更开阔的考虑问题的思路。个体的发展或异常不仅可以从身体层面找原因，也可以从更广泛的文化和种族的差异去考虑。

例如，某些族群的人内向、不执着、中立，与之相应，他们的髋关节就比较松弛。又如，工业化程度高的地区的人大多外向、坚持，认为时间就是金钱，相应地，他们似乎不太能盘腿坐。当然，要身体软化，使髋关节恢复正常活动范围，一个人必须花时间审视自己，放弃一些执念，脱离一些束缚。

对人类而言，"正常"的行为可以是无意识的、自动的，也可以是完全有意识的、有觉察的。几乎人类进化中形成的所有生命活动在整个动物世界都是普遍存在的。在演化树上，阶梯越高的生物活动会越复杂或越有意识。然而，在动植物演化中形成的活动总是以抽象的形式展现，而且确实如此，因为还没有办法将抽象变为具象。

个体获得的行为（个体发生的行为）与感官有关。这样的行为可以改变或学习，因为一个人可以觉察到实际的差异，如用力的程度、在时间上的协调性、身体感觉、身体各部位的空间排列、站立、呼吸、措辞，等等。

就像所有的习惯一样，当新的行为模式变成自动的，甚至无意识的行为时，觉察式的学习就完成了。通过觉察获得的习惯的优点是，当它不合适或适应不良时，就很容易激发新的觉察，从而帮助一个人做出新的、更有效的改变。

我坚信，正如解剖学能帮助我们深入了解身体的运作、神经解剖学能帮助我们理解心灵的某些活动一样，理解意识的躯体层面也将使我们更深入地了解自己。紧张有破坏性作用。在未来，我们应该能够引导产生紧张的力量，不仅是释放它，而且使它可以改善人类的功能。

个案教学的技巧

在个案教学中，我会使用手法操作让学员身体的不同部位形成理想的排列。效果很难描述，但我可以给大家提供一些思路。

在头颈关系和呼吸得到改善之前，我从不直接处理身体受影响的部位或关节。反过来，如果不纠正脊柱和胸腔的结构，就无法改善头颈关系和呼吸。当然，如果要做到这一点，必须对骨盆和腹部进行矫正。因此，实际上，调整的过程是一环套一环的，每一次调整都会使之前调整的部分得到进一步改善。

在使用这项技术之前，你必须先亲身体验它，以获得必要的细腻的触觉和清晰的感觉，了解哪些肌肉群或部位需要先注意到，哪些需要从整体上注意。

当脊柱与头部的关系得到改善时，其外周的问题通常会在很大程度上消失，因此，几乎不需要对外周做什么工作，就可以将其功能提升到与身体其他部位一样的水平。

　　我坚持让前来学习的人每天上课，连续上 30 ~ 40 次课，然后每周进行 2 ~ 3 次实践，直到主要问题消失。通常，在大约 50% 的病例中，疼痛和身体某个部位的失能问题在每日课程结束前就消失了。

　　一开始，我会要求来参加课程的人仰面躺着。采用这个姿势是为了减少重力对身体的大部分影响，释放神经系统。神经系统对地心引力的反应已经形成了习惯，在这种情况下，就没有办法使肌肉对同样的刺激做出不同的反应——这是再教育身体的主要手段。显然，如果不减少或消除重力的影响，就很难给神经系统带来真正的改变。

　　在适当的时候，我会让前来参加课程的人尝试 30 种不同的身体姿势，如坐着、站着、走着，或在两个木制滚轮上保持平衡。在看完下面关于团体技术的描述后，你对个人教学的一些细节会更为清楚。

团体技术

　　一个团体课的参加人数在 30 ~ 40 人，参加者的年龄在 15 岁以上。举个例子，我带过的一个特殊的小团体，成员包括患有坐骨神经痛、椎间盘突出、"五十肩" / 冰冻肩以及类似病症的人。他们中的大多数人都超过了 35 岁，有些已经穿着束身衣很多年了。我带的其他团体中，成员还可能包括老师、演员、歌手、舞者等。

　　一开始，我会要求他们仰卧（遵循减小重力原理），并让他们学习扫描自己的身体。也就是说，他们仔细地检查身体与地板的

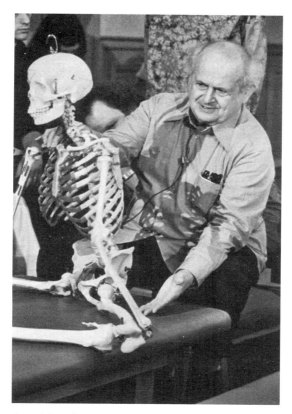

在教学中的费登奎斯，摄于 1977 年

接触，并逐渐学会找到接触微弱或接触不到的部位，以及接触充分和明显的部位。通过学习，来参加课程的人培养了自己对肌肉的觉察，这些肌肉由于长期过度紧绷，一直会产生微弱的收缩，从而使身体在仰卧时某些部分抬离地面。通过对肌肉的觉察，可以改善身体的紧绷程度，但除此之外，除非人们增强对骨骼的觉察及定位，否则就无法将这种改善带到正常生活中。

最难改善的关节是髋关节。与那些习惯坐在地上的人不同，习惯坐在椅子上的人几乎没有对髋关节的位置与功能的觉察能力。毫无例外的是，习惯坐在椅子上的人也不了解髋关节的定位。此外，习惯坐在椅子上的人通常会不合理地使用他们的双腿，就好像它们是身体意象中假想的铰接点，然而他们并不知道真正的铰接点在哪里。

我通常会声明，我工作的目的是引导人们对自己的行动进行觉察，或者使人们能够同时让自己的骨骼和肌肉以及环境发生联系。这不是放松，因为真正的放松只有在什么都不做的时候才能出现。目的不是完全放松，而是健康、有力、轻松、愉悦地用力。减少紧绷是必要的，因为有效的动作应该是毫不费力的。在做低效率的动作时，你会感觉到用力，这对做得更多、更好有负面影响。

为了增加肌肉动觉的敏感性，逐渐减少无用的用力是必要的，如果没有肌肉动觉，人就不能自我调节（self-regulating）。韦伯－费希纳定律（Weber-Fechner Law）[1] 清楚地表明了这一点。这一定律表明，对于人类不同的感觉和活动而言，产生"最小但可察觉的感觉差异"的刺激总是与整个刺激的比例相同。举个例子，如果我拿着一个重 20 磅（1 磅≈0.454 千克）的东西，我无法觉察到飞落在上面的苍蝇，因为产生可觉察的刺激的最小比例是 1∶20～1∶40，所以至少要增加或减少 0.5 磅的重量，我才能觉察

---

[1] 恩斯特·海因里希·韦伯（Ernst Heinrich Weber，1795—1878）是第一个系统地研究人们感知感官对比能力的人。后来，古斯塔夫·西奥多·费希纳（Gustav Theodor Fechner，1801—1887）从实验、理论和数学上扩展了韦伯的发现，形成了韦伯－费希纳定律。该定律断言，任何感觉中最明显的差异都是由刺激的变化引起的，而刺激的变化与刺激的值有一个恒定的比例。该定律适用于声音、光、数字认知以及动觉敏感性。该定律是费登奎斯解释其方法的一个重要部分。

到手上的东西重量的变化。如果我拿着一根羽毛，这时再增加一只苍蝇的重量，就会有很大的不同。很明显，为了区分用力的不同，一个人必须首先减少用力。只有敏感度（即感知差异的能力）得到提高，表现的精细度才能提高。因此，团体技术的一个重要特点就是让参加课程的人探索最细微的肌肉觉察。

团体技术的另一个重要特点是，在整个课程中持续保持情境的新奇性。一旦新鲜感降低，觉察就会迟钝，学习也就无从谈起。即使是重复某个姿势，我也会用几十种甚至数百种变化来引导，直到学员掌握为止。

在所有的课程结束时，学员都会有一种感觉上的变化，并产生或多或少后续的效果。学员会发现身体不同部位之间的连接，例如，左肩胛骨和右髋关节的联系，或者眼部肌肉和脚趾之间的联系。

为了使心智放松（mental ease）——这是减少无用用力所必需的，在团体训练时，我们会一直反复鼓励学员以更慢的速度、更小的力道去完成费力的动作。他们已经习惯了"尽可能做好"，但我的课程的重点是"更不费力"。要做到这一点，并没有想象中那样容易。在没有紧绷的情况下能够感觉到进步，学员就会有做得更好的体验，而这样就会引发更大的进步。带着这样的身心态度，学员可以在 20 分钟内获得那些需要花费很多时间才能获得的进步。

在这里，我要特别提到的是我广泛使用的、非常小的、几乎察觉不到的动作。通过这种做动作的方式，可以非常显著地减少肌肉的非自主收缩。例如，通过针对某一条腿或一只手臂的几分钟的动作觉察，学员就可能会感觉到这一侧腿比另一侧腿更长、更轻。课程结束后，学员仍能感觉到新的动作方式，也仍能感觉到身体两侧的差异，做动作的一侧会更轻盈、更长，而另一侧会感到笨拙和别扭。

通常情况下，我们在课程中引导学员身体的某一侧（左侧或右侧）做动作，而另一侧则不予引导。同样，在随后的几个小时里，学员们的两侧肢体会有两种感受——习惯的和已经有所改善的。他们会一直感觉到两侧肢体的不同，直到感觉别扭的那一侧放松下来。通过这种方式，学员学会了心智放松。这种方式促进了学员的学习转移，也就是从经过引导的行动到其他行动的转移。学习转移本质上是个人化的，每个人是不同的。某个人可能感觉到说话发生了变化，另一个人可能会出现注意力或观察方式上的变化。

团体技术的重要方法之一是扫描身体意象。我们通常使用两种不同的方式进行身体扫描。一种方法是实际移动身体（如前文所述），从而觉察身体的某一侧的长、宽、轻的感觉。身体的另一半仅仅通过心智扫描就能感受到同样的感觉。心智扫描包括倾听和觉察身体两侧的肌肉运动记忆的差别，以及空间定向变化的感觉。另一种方法是从一开始就扫描身体的左右两侧，引导注意力放在身体两侧不同部位之间距离的感觉上，直到这些感觉与实际的差异相对应。

课程的一部分重点是改善自主/随意动作。所有的自主动作可以分成两个阶段，这两个阶段一个接一个，非常迅速，以至于很难注意到两者之间的时间延迟。第一阶段是行动所需的身体姿态的动员，第二阶段是动作的表现。因为在这两个阶段之间有非常短的时间间隔，所以，可以通过学习去抑制或增强准备阶段的动员过程。当有选择的时候，我们可以完成行动，或者抑制它，完全取消准备姿态。在团体课程中，我们会让学员发现采取行动的初步姿态和执行行动之间的延迟。通过这种发现或觉察，学员可以提高动作的流畅性和控制的自发性。

在很多练习中我们都使用了诱导（induction）技术，有正向的诱导，也有负向的诱导，从而引发长时间－持续用力的后效应。例如，站姿，右侧靠墙，用手背压住墙壁，好像要把它推开一样。保持这种用力姿势大约 1 分钟后，停止，然后让右手臂放松。将手臂抬到肩膀的高度，在做动作时，你会有一种飘浮的轻盈感。如果你主动放下手臂，再抬起来几次，也会有同样的感觉，但感受的强度会降低。通过这个练习，我们可以明白"持续的用力可以诱导用力停止后的动作"。

但是，无论采用何种练习或原则，课程都是如此安排的。学生如果不专注，没有试着去感觉差异，没有真正地注意，就无法进入下一个阶段。重复，只是没有注意的机械性重复，这是我们不鼓励的，事实上也很难获得什么效果。我们设置的许多课程都侧重于实现目标的手段，而不是目标本身，这是减少紧绷的一个重要方法。所有这些课程的目的是达到身和心的协调，特别是良好的直立姿势和正确的行动（correct action）。

直立姿势和正确的行动

没有什么比直立姿势更简单的了，"直立"的意思是垂直地站立。但"直立"和"姿势"这些词都包含着僵硬和静止的意思。事实上，的确很少有人能充分发挥自己身体的柔韧性。通过仔细观察你就会发现，直立姿势实际上是动态的，身体的框架在不断地自我调整，身体不是固定的和僵硬的。

　　直立姿势的真正优点在于，处于这种姿势时，人类可以轻松地在垂直方向上转动，也就是说，从右向左转，或者反过来。转动扩大了人类的视野，它也是头部最频繁的动作。在人体结构的进化过程中，头部最常用的功能是"转向外部刺激的来源"。位于头部的感官都是成对的——眼睛、耳朵和鼻孔，这是因为人类需要两个息来源来确定刺激的确切位置。例如，头转向一个声源，这样两只耳朵就会受到同等的刺激，同样，头部转动会使人面对视觉刺激。视网膜内部连接紧密，当我们面对物体时，它们受到的刺激是一样的，但是最初，物体对一侧视网膜的刺激多于对另一侧视网膜的刺激。味觉也是一样，尽管味觉对方向和距离的感知能力较为粗略。

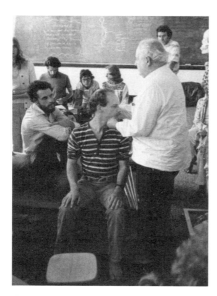 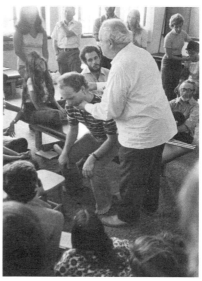

费登奎斯与大卫·纪马赫－柏辛一起在旧金山训练课堂中工作，摄于 1975 年

因此，我们与外界事物的关系如果超出了触觉可以探索的范围，就要通过头的动作来决定。来自我们周围空间的所有信息都是通过头部的感官收集的，反过来，我们与外部世界的关系也在很大程度上影响头部的动作质量。

这些与环境连接的基本功能是由神经系统的许多机制来组织的，因此，当成对感官中的一个受到刺激时，头就会转动，直到我们面向刺激源。头在颈椎上转动，当头转向右侧时，头的扭转会拉长颈部左侧的皮肤、肌肉和肌腱，反之亦然。纤维的拉长或拉伸触发了内部的神经纤维，这种刺激会被用来组织身体，使身体做好准备以便跟随头部和脸部朝向环境中刺激源的方向。当身体跟随头动作后，颈部扭转就再次恢复正常，颈部肌肉的神经纤维不再受刺激，所以身体不再有转动的冲动。

像颈部区域一样，脊柱的下半部分也能够围绕中轴旋转，其余部分的旋转则相对较小。在脊柱的上、下两个区域，神经纤维会让"头部转动"的信息传至更高的中枢。这些信息使身体组织自己转动，从而减少身体的扭转，并使身体的朝向与所面对的方向一致。对大多数人来说，他们头的姿势能清楚地显示出他们很少与周围空间的哪一部分发生联系。头的姿势是每个人一般性举止和行为方式的特征。

直立姿势是人类的一种生物特性，保持这个姿势不应该有任何做动作、保持或用力的感觉。例如，下颌及牙齿有可感知的重量，但是我们很难觉察到自己正在做什么来控制下颌。下颌肌肉的正常状态是收缩，收缩力等于地球对下颌的引力，随意动作会增加或减少这种一直存在的收缩力。与大多数骨骼肌一样，下颌肌肉接受来自不止一个来源的神经冲动。只要传递给肌肉的信息来自较低的中枢，神经系统的反重力机制就能保证下颌保持在正常的位置，而且没有做动作的感觉，更不用说用力的感觉了。

颈部肌肉的情况也是如此。即使头本身很重，而且重心在脊柱的前面，为了支撑头部，实际上需要很多肌肉收缩来保持姿势，但我们仍感觉不到自己需要为了让头保持垂直的姿势而用力。为了整个身体的状态，小腿的肌肉需要工作，但是我们却感觉不到小腿的肌肉在用力。上述例子再一次说明直立姿势不是静态的，而是动态的。

实际的姿势总是由人体架构的功能所决定的，而功能的形成基于人体内在力学以及我们通过调整自身以适应物理环境和社会环境所习得的模式。问题是，我们学到的很多东西对我们的系统是有害的，因为，它是我们在童年时学到的，当时对他人的直接依赖扭曲了我们真正的需求。虽然长期的习惯行为让我们感觉这是正确的，但这种感觉是不可靠的，需要我们重新教育动觉去感受事实测试的标准。如何进行这种再教育？我们必须首先认识到改善后的好处，这样我们就会愿意花时间去做。但是，在感觉到改善之前，通过改善会得到什么好处是无法想象的，所以，首先我们必须带着好奇心去尝试。生命力处于低谷的人是不会尝试的，上帝本人也无法帮助他们。

在开始做动作前应确保身体组织良好，可以做任何动作——向前、向后、向右、向左，或左右转身。在做动作时，身体各部位不需要提前做准备、不会突然改变呼吸的节奏、不需要咬紧下颌、舌头不紧张，也没有任何明显的颈部肌肉紧张或眼睛紧盯不动。当身体以这种方式进行组织时，头就不是固定不动的，而是可以自由地向各个方向转动，且不需要事先准备。如果在做一个动作时具有这样的特征，那么即使抬起整个身体也不会感觉在用力。

　　为了证明这一点，请你轻轻地弯曲右手示指，并体会这种没有用力的感觉。然后轻轻弯曲手腕，你会发现，这种用力程度和弯曲手指的用力程度是一样的。现在，弯曲肘部，或轻轻地抬起手臂，或低头、再抬头，或躯干前屈、再直立。在做上述每一个动作时，用力的感觉都和抬起示指时用力的感觉一样。但是，弯曲示指所做的功大约是 100 克·厘米 [①]，弯曲手腕所做的功大约是 1000 克·厘米，躯干前屈所做的功大约是 500 000 克·厘米。在做动作时，用力的感觉与所做的功并不成正比，即使在 1 ~ 5000 克·厘米或 1 ~ 1 000 000 克·厘米这样的范围内也是如此。这是因为用力的感觉并不是以做功的多少来衡量的，而是与产生力的身体组织程度有关。这种身体组织与身体结构一致。肌肉和力量从远端（如手指）到身体中心逐渐增大。因此，做动作所用的力是参与用力的所有部位用力的总和。与移动手指相比，在躯干做前屈和直立的动作时，需要与骨盆相连的肌肉的参与（如有更大横截面的臀肌和大腿的肌肉）。

　　最后一点，通过觉察认识自我是再教育的目标。当我们觉察到我们实际上在做什么，而不是我们说了什么或认为自己在做什么时，我们就打开了改善提高之门。

　　在身心领域还有广阔的内容没有被探索。但是探索已经开启，它为人类提供了在行为上做出重大改变的手段。没有改变就没有改善。

————————

[①] 克·厘米在这里表示所做的功（或扭矩），可以认为是重量 × 杠杆臂的长度。

虽然在事情出现错误时可以给予帮助，但世界各地的费登奎斯方法的教师仍需要不断地努力。他们的工作不仅仅是纠错，还有培养学员身心一体的觉察能力。因为，与仅仅被指正错误相比，只有获得身心一体的觉察能力，这些学员才能获得更大的成就。通过学习，不仅可以改变骨骼和肌肉的力量和灵活性，而且也会使自我意象和自我导向的质量产生深刻而有益的改变。

3

论听觉的重要性

作为本书中最重要的三篇文章之一，本文首次以英文发表在《身心学：身体艺术和科学杂志》(*Somatics: Magzine-Journal of the Bodily Arts and Sciences*，以下称《身心学》)上，由托马斯·汉纳（Thomas Hanna）博士（1928—1990）编辑。汉纳是费登奎斯的早期支持者和学生。人们认为汉纳是在20世纪70年代创造"身心学"一词的学者之一，该词用来指代新兴的身心方法。《身心学》为身心学领域的重要期刊，由汉纳于1976年创办，直到1990年去世，他一直是该期刊的编辑。这篇文章于1976年首次发表在《身心学》期刊上。

——编者

人类胎儿生存在黑暗中，几乎不可能看到什么，但能"听到"一些声音。胎儿能"听到"母亲的心跳、消化道的声音、呼吸的声音、气体的咕噜声、呼吸道肺气肿造成功能紊乱所引起的声音，或者咳嗽声、打喷嚏声，以及与消化道有关的其他声音。毫无疑问，胎儿受到了这些声音的刺激，但我们不能断言他像我们一样"听到"了这些声音——对器官刺激的简单反应与个人经历和成长后产生的听觉非常不同。

支配耳朵的这种神经接收的是"外界"对胎儿的一种刺激，就像后来婴儿"看到"这个世界一样。我们知道，在新生儿刚来到这个世界的时候，实际上，他并不能看到外面的世界。眼睛不像耳朵，眼睛没有任何先前的刺激和学习。事实上，即使新生儿对光有一些反应，人们也普遍认为，在最初的几周内他根本看不到任何东西。由此可见，对于每一个个体，听觉的功能先于视觉，正如它在进化结构发展上较早一样。

听觉功能的演化是出于对机械振动的反应。对更精细的振动做出反应的能力（如空气的振动），加上耳朵的结构、复杂性增加的神经系统，一个人将产生真正的听觉。这也如在进化的过程中，功能和结构协同发展、相互促进一样。

因此，新生儿主要是听觉动物。我们对周围世界的第一次体验，最初是感觉方面的，然后是听觉方面的，尽管这种先后次序可能并不重要。在生命的最初几年，婴儿除了看之外，还要学习走路和说话，也就是说，婴儿主要靠感觉和听觉来定向。婴儿的记忆力、模仿他所听到的一切的能力、学习第一语言的能力都取决于这种定向；然而，随后，学习第二语言的可能性则主要是视觉起更大的作用。

在成长发育过程中，许多人并没有直接将他们的视觉与外界联系起来，他们获取内部安全感更多是基于听觉。这些人对声音的变化特别敏感，他们能从词汇中听到比词汇本身更多的情感内容。同样，我们大多数人宁愿听老师讲，也不愿听老师读。尽管后一种方式更为准确，但"听"使"看"更加具体、更容易记忆，因而也更容易理解。这就是我们短期记忆的情况，没有短期记忆，我们就不能把句子的结尾和开头联系起来。

当一个孩子刚开始接受阅读和写作训练时，他开始通过视力了解周围的大部分空间，听力的作用逐渐变得不是最重要的了。他学会了越来越多地关注，甚至只关注他所看到的那部分空间。一般来说，我们只会看到我们周围的一小部分空间，尽管在听的层面，我们会听到更多声音。

我们在这里看到了一个非常普遍和基本的事实，在学习将注意力转向他的眼睛所看到的东西时，孩子收回了其普遍性警觉（watchfulness），变得对他周围的大部分空间视而不见。

随后，他将学会处理耳朵和眼睛接收到的信息。他可能已经能够处理耳朵和眼睛受到的大量刺激，但是，他必须进行相当多的学习才能集中注意力，从而发现微小的或几乎察觉不到的变化。但在这里，他将再次倾听——主要是用他的耳朵，检查眼睛的准确性和所

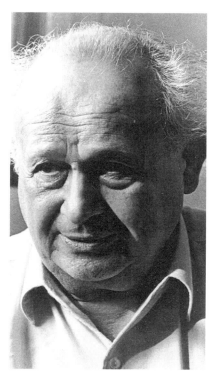

摩谢·费登奎斯

看到的细节。

我们刚来到这个世界时对它一无所知，这是因为，一开始，外界的刺激除了使我们的感官受到刺激之外，不携带任何信息。我们开始认识外面的世界时，不仅是感官的，而且是完全主观的或依据经验的。在很长一段时间内，我们只知道一个感官的、主观的真实。然而，我们并不孤单，我们总是与他人交流，如父母、老师等。我们会认为，其他人也都和我们有着同样的主观真实。

有多少主体，就有多少主观真实。所有这些主观真实都有一个共同点，那就是我们在相互交流时所使用的真实——我们所有人的"客观"真实。

但是，除此之外，显然还有第三个**真实**（reality），这个粗体的"真实"的意义是，无论你我是否还活着，无论我们是否知道或在乎它，它都存在。无论人类是否存在，这都是必须存在的真实。当我们使用自己的思维，而不仅仅是感觉时，我们意识到这第三个真实更可能是第一个。这个真实是极其复杂的，无论是从科学层面还是哲学层面，无论是在音乐中还是在诗歌中，我们都对它所知甚少。但是自我重要性让我们相信，我们的主观真实也是同样正当的。

客观真实是我们的主观真实的一部分，我们愿意把它与其他人分享。我可以看到你可以看到的、你可以阅读的，但我永远不会相信，你可以看到我能够看到的或你可以理解我能够理解的——即使逻辑使我承认我肯定是错的，或我没有理由以这种方式思考。

我的主观真实完全是我的，遵循我所有的想法。客观真实则不那么稀奇古怪，它是所有人都经历过的事实。客观真实将你我的主观真实限制在其他人都认同的范围之内。主观真实锚定在我们的内在，像我们的身体一样真实；客观真实则是衡量我们的心智是否健全的标准。但是真实从来没有被完整地感知过。我们相信，我们知道的真实是一种幻觉，一个空幻境界，它可以衡量我们的无知程度。

请注意，我知道我们的意识和觉察是可以成长的。随着这些功能被正确地理解和发展，我们将能够咬下、咀嚼和吸收更多的真实。这是可能的，因为从生命的一开始，我们的神经系统就不受任何真实的束缚——当我们来到这个世界时，我们就是一块白板。在一块干净的白板上，你可以写下任何东西，而为了让神经系统上书写的内容更有意义和更好，这些内容必须基于我们的选择，而不是基于偶然。

我们每个人来到这个世界上，都有一个完整的神经系统，它拥有所有必要的功能来保持神经系统的生长，也拥有所有必要的功能〔消化功能、呼吸功能、排泄功能、恢复平衡、调节体温、心跳、保持不变的液体（如血液、淋巴液、脑脊液、化学组成）压力、自愈、使每一个过度变化回到一个最优稳态状态〕来学习越来越复杂的活动。简言之，任何动物出生时都有自己的神经系统，神经系统进行功能动作，使有机体在遇到偶发的变化后可以恢复其功能运作。

我的很多学员的神经系统中都有一部分完全没有被组织起来。只有结构在那儿，却没有让神经系统运作的连接。我们把这种神经结构的初始状态（只有在个人经历了真实之后才能发挥作用）称为"白板"。真实帮助结构自我组织，以适应它赖以生活的周围环境。起初，我们不会说任何语言、不会走路、不会阅读、不会写字、不会唱歌、不会吹口哨，也不会约德尔唱法，我们不能在二维的纸上看到三维的物体，也不能数数——我们只有一张"白板"，但是我们有被组织的能力，强大的神经系统可以让我们有无限可能。

一开始，我们可以用我们的同一套神经系统、嘴、口腔的肌肉、声带、从口腔到耳朵和听觉皮质的反馈来适应众多语言中的任何一种，以及至少同样多的方言。

人类一开始只是一种普通动物，但最终变成了智人。其他所有的动物来到这个世界的时候，它们的神经结构更有组织，以近乎僵化的模式运转。它们的神经系统更完整，引发活动的连接模式几乎已经定型。这种模式无法改变，但更适合早期活动。智人的神经系统有很大一部分是非模式化的、没有形成连接的。所以，每个个体可以根据他出生的环境组织他的大脑来适应自己的需求，他的大脑在不断地学习如何做。刚出生的动物的大脑是先天设定的，它们只能做同类做的事，只能通过一种方式学习同类能做的事情，但也可以学习更多的方法。

学习的自由是一种巨大的负担，但最初，它也是一种限制。当只有一种行动方式时，就没有选择的自由或意志的自由。学习使得学习者有可能以不同的方式去做任何事情。学习能力等同于自由选择和自由意志。一旦学会了选择，木已成舟，"白板"即不复存在。因此也有不利之处和限制。

智人的意识是逐渐进化的，传统的人类学习方式也在不断地、自然地变化。传统上，教育的过程从来没有被认真地反思过，那些教育婴儿的自然形成的方法也一直基本上保持不变。考虑到我们 2 岁的时候，我们的神经系统已经达到了它最终体积和重量的 4/5，一切基本上都设置好了，学习将继续在这些预先设置好的线路上进行，因此，在大多数情况下，学习和选择的自由被限制了。

大多数有神经功能障碍的人并不知道，他们失去的那些功能是最初习得的，而不是遗传的，如他们的消化和体温调节的功能一样。如果失去了后者，生命就会戛然而止。但是，这些不幸的人失去了习得的组织能力，像其他人一样，他们看不出自己的智人部分和动物部分有什么区别。他们不能帮助自己，也不能帮助那些没有觉察到这一区别的人。我们所遭受的许多不幸都源于我们错误地认识到，人类的教育就是训练一个完人去做这件事或那件事，就好像我们是在让一台电脑去做我们想做的事情一样。

尽管人类的未来看起来是暗淡的，但我相信人类仍有非常大的学习潜力。目前，人类只是在使用他们偶然获得的觉察能力，尚未充分利用他们具有的化繁为简的能力，即学习的能力。我们从来没有真正地使用我们的最基本的自由选择能力，我们几乎没有学会学习。

我很难找出一个合适的例子来说明上述论点，但是，通过下面的简单方法，可以向各位展示我们目前的学习水平对于我们的不利影响和限制，以及如何通过觉察让我们得到改善。在你家或周围熟悉的环境中，蒙上双眼，只依靠自己的听觉行动。在最初尝试时，只做半个小时。你很快就会发现，你的觉察是多么地局限于你所看到的东西。如果自身周围 2/3 的空间被忽视，不能被觉察到，任何必须依靠自己来保护自己安全的生物就无法生存。

当我们把注意力集中在我们所看到的事物时，我们会情不自禁地把注意力从周围的大部分空间中移开。如果野生动物对周围发生的事情没有日本武士那样的觉察，那么它就不能活得太久。你和我可以做一个训练有素的武士能做的事情，我们也可以再次学会、扩展自己对自己周围真实的觉察。在周围的听觉信息开始被部分忽视或忽略之前，在视觉变得过分主导之前，耳朵的功能就是为我们提供觉察。

　　如果你使用上文中所提到的方法^①达到数小时的时间，你就会意识到，当我们睁开眼睛的时候，我们是多么糟糕地在"使用"自己。在睁开眼睛后，你不仅会发现自己的注意力所关注的范围变得更大，而且你的整个身体的张力也会得到改善，心情更为轻松，精神更为饱满。在一些与宗教有关的方法体系中，他们认为在这种变化后，人的整个意识会被提升到一个更高的水平。在这个层次上，人的记忆力会回到自己学习阅读之前的童年时期。此外，你的学习和吸收的能力也同样会提高。

---

① 此处的方法指在自己熟悉的环境里，蒙上双眼，只依靠自己的听觉行动。——译者注

4

论健康

本文发表在 1979 年的《礼成》（*Dromenon*）[①] 杂志上。《礼成》是由琼·休斯敦（Jean Houston）博士和罗伯特·马斯特斯（Robert Masters）博士创办的一份杂志，他们是心智研究基金会（Foundation for Mind Research）的共同创始人。休斯敦和马斯特斯是意识研究和人类潜能运动领域的领导者，是费登奎斯的朋友和早期支持者。休斯敦和马斯特斯共同撰写了许多著作，包括《心智游戏》（*Mind Games*）、《迷幻体验》（*the Varieties of Psychedelic Experience*），以及 1978 年出版的《倾听身体：通向健康和觉察的心理物理学方法》（*Listening to the Body: the Psychophysical Way to Health*

---

① 古希腊人称仪式活动为 dromenon，意即"一件已完成的事情"，这件事由一定数量的人来共同完成，共同感知同样的情绪。中文翻译为个人理解，未尽其义。——译者注

and Awareness），这些都基于费登奎斯的工作，费登奎斯还为《倾听身体：通向健康和觉察的心理物理学方法》撰写了前言。

——编者

一个健康的人是能充分实现自己不宣之梦的人。

二战之前，我在巴黎索邦大学与约里奥－居里[①]一起工作。在攻读博士学位的同时，也靠教授柔道谋生。我的一个柔道学生原来是在非洲捕野兽的猎人，他邀请我去他家，把我一个人留在那里待了几分钟。当一只狮子走进来舔我时，我吓了一跳。那只狮子小时候就被带到巴黎，并在这里长大。

几个月后的一天，这只狮子走到了大街上。一个老太太牵着一只小哈巴狗也走在街上。由于老太太视力不好，误认为它是一只大狗，就用自己的雨伞追打它。后来，这只狮子被警察带到了巴黎动物园。在绝食、绝水约 10 天之后，狮子死在了笼子里。

限于篇幅，我只是简单地描述一下这个故事。一只健康的动物死了，并且很明显，是由于情绪创伤。问题在于，什么才是健康的动物？在生活突然发生变故后，一只健康的狮子死了，什么是健康呢？

---

① 费登奎斯在巴黎索邦大学获得大学学位，在那里，他结识了弗雷德里克·约里奥－居里（Frédéric Joliot-Curie）。弗雷德里克与著名科学家玛丽·居里（Marie Curie）的女儿伊雷娜·居里（Irène Curie）结婚，他们的姓氏合称为约里奥－居里。弗雷德里克和妻子约里奥－居里团队因其在原子结构方面的研究获得了 1935 年的诺贝尔化学奖。费登奎斯在 20 世纪 30 年代与他们一起在实验室工作。——编者注

如果一个人多年不需要任何医疗服务，身上无病无痛，他健康吗？还是那个人，如果他过着乏味无趣的生活，遇到婚姻危机，最后自杀，这是一个健康的人吗？一个从来都无法完成自己的工作、为了逃避责任而不断换工作的人，他的健康状况好吗？

很显然，"健康"很难定义。仅仅是不寻求医疗或精神科的帮助，不足以证明某人是健康的。

那么，什么是健康？

生命是一个过程，这意味着，我们活着的时候，无论发生什么，都与时间有关。每个人都知道这一点，即使没有人这么想或这么说。生命进程是否停止，这取决于所涉及的力量。正如我们所知，如果大脑在 10～15 秒内得不到氧气，生命过程就会停止。如果偶然又使这个过程重新启动，开启的则是一个新的过程——这个人永远不再会是他原来的样子。如果一个人失血过多，他就会因此而死亡；而因为这个原因停止跳动的心脏是不容易恢复工作的。总之，任何已经停止的过程都不会自发地重新启动，这适用于任何不可逆的化学过程或化学反应。

因此，很明显，健康首先意味着一个人的所有基本功能必须能够在没有长时间停止的情况下继续运作，意识、中枢神经系统、心脏等都必须协调一致地运作。我们都应该明白这一点。

大型系统的功能运作也是依赖于时间的过程。任何一家非常大的公司或任何一个国家都是很好的例子，如福特汽车公司、英国帝国化学工业集团、飞利浦公司，或任何如此大的系统。无论哪个特定的工厂、矿山或城市不复存在，上述这些系统还会继续运作。衡量一个系统大小的标准是它在不停止运作的情况下能承受多大的冲击。

人类神经系统至少有 3×10^{10} 个 [①] 部分。这个系统非常大，它的功能运作符合大系统动作的法则。通过检验该系统在不损害此系列过程继续动作的情况下所能承受的冲击的大小，可以衡量这个系统的健康程度。简言之，一个人在不损害正常生活方式的情况下所能承受的冲击的程度可以作为衡量健康的标准。

因此，我们可以通过日常生活中的一些事件来了解人的健康状况。睡眠、食物、呼吸、天气变化、冷、热、工作都应该能够发生大的变化，也就是突然的冲击。一个人越健康，就越容易在所有生活基本需求发生巨大变化之后恢复他的生活。

上述概念都应该是非常易于理解的，但读者也许难以理解的是，这些概念会把讨论的主题带向何处。我们的神经系统和我们成年时的神经系统不一样。为了获得我们体内正在运作的这个神经系统，它需要外界环境。世界上有不同强度和颜色的光、物体有近有远，等等。因此，我们的眼睛首先要学会看东西，即使是看二维图片中的三维物体这样的能力也需要学习才能获得。简而言之，我们的系统需要根据世界上特殊的地域来学习一门特定的语言。

但还有更根本的问题。这个系统通过它的感觉器官和动觉器官与外部世界相连。一个未分化的神经系统在生长的过程中得到分化，以使自己能够更精细地适应外界环境。从实际意义上讲，这意味着什么？

---

① 从原文中看不出这里使用的数字是什么。人们经常使用许多非常大的数字来表达神经系统的复杂性。目前一般的估计是，人类大脑中有 1000 亿个神经元和 100 万亿个神经突触。

　　这意味着我们必须学会在功能层面进行分化，即从我们的各种感觉中分化出不同的感受。婴儿看到红色的物体会有红色的感觉，但婴儿只有长大后知道这个物体是什么时，这个物体才会有意义。婴儿第一次听到鼓声会产生一种吃惊的感觉，一种动觉震动的感觉。只有在经历多次这样的动觉震动后，感受和听觉才会区分开来，才会听见和感觉到鼓声。同样的，将动觉从外部物体进行分化，可以影响并逐渐形成味觉、触觉、嗅觉，以及我们已经讨论过的不同的感觉体验。

　　并不是所有的感觉都会得到同等程度的分化，每个婴儿都有自己完全独立的发展历程，所以，有些人以视觉感受世界，有些人以听觉感受世界，而有些人则以触觉或动觉感受世界。在现实生活中，大多数人的感觉和感受的分化程度都不相同。

　　也许这并不是显而易见的。当我们想象一个物体时，或者当我们回忆产生这种分化的经历时，所有人都可以观想或听到它。这同样适用于其他感觉。

　　正是这种通过感觉认识外部世界的学习过程塑造了我们的神经系统。由于学习过程漫长而复杂，因此，不可能所有人的神经系统塑造都是完美的、无差错的。就像大海里有各种各样的鱼一样，世界上也有各种各样的人。有些人会在安全的条件下，在人类文明和文化成长的不同时期，通过良好的遗传成长，并形成自己的与世界的联系方式。而另一些人就没这么幸运了。

　　我们每个人的某些倾向，可能会伴随我们一生，在我们的世界中，它们从来没有被分化为任何有实际用途的行动和反应……长大后，每个人都有他自己的不宣之梦。我们的文化、父母和学校的教育让我们认为这些梦是幼稚的，不适合一个现实中的成

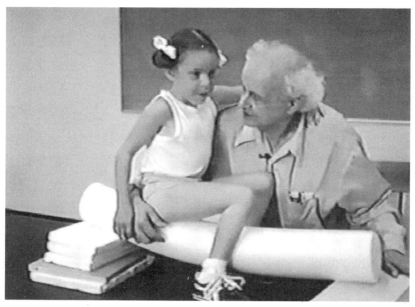

费登奎斯在帮助儿童学习行走

人。我们逐渐压抑它们，并且或多或少羞于认真地对待它们。但幸运的是，不是所有人都抱持这样的态度。有些特别幸运的人甚至成功地实现了自己的梦想；也有些人虽然没有认真地对待自己的梦想，但却在其他职业中找到了灵感。

我不确定是否已经把这个问题讲清楚了。然而，我想表达的就是，健康的人是能充分实现自己的梦想的人。我们当中有健康的人，但不多。

在我们的文化中，生命过程开始时，首先进行神经系统的分化，使其对外部世界的体验更精细、更完整，同时能力的增加也影响神经的分化，从而使我们完成不断增长的有意图的活动，但随着性成熟的到来，分化的速度变慢、范围变小。之后，人类开始专注于外部现象的某个特定方面，系统与外部世界的联系变得更小。我们成为特定活动和经验的专家，成为诗人、拳击手、科学家、政治家、画家、音乐家、经济学家、外科医生、舞蹈家……选择是无穷无尽的。因此，我们的学习并不直接与通过扩大和外界的交流来继续的神经系统的基本分化相关。

当我们的教育发展到一定程度时，它不再对我们有帮助，而是经常限制和引导我们向不利于健康的方向发展。我们变得如此不健康，以至于我们不得不在生理上变老之前退休——只是因为我们不健康。我们中的一些人，那些在专业领域水平很高的人，已经变得疲惫不堪。生命过程被缩短了，我们的活动越来越局限于我们擅长的领域，于是，只有对于维持我们生物生存功能起作用的那些神经部位在运作。

即使在我们的文化中，我们中的一些人也能成功地将他们健康的生活过程延续到老年，也就是说，不健康的人在老年时就已经开始昏聩和生病了。一些最好的、最健康的男人——顺便说一下，他们可能是驼背或有其他肌肉骨骼系统变形的人——是我们认为的艺术家。大多数艺术家，无论是鞋匠、雕刻家、作曲家、艺术大师、诗人，还是科学家，就像好酒一样，年代越久才是越好的。这些健康的人与其他人的显著区别在于，他们凭直觉、天赋或运气从一位健康的老师那里学到知识。对他们来说，学习是生命的礼物，其中有一种特殊的学习是认识自己。他们学着了解自己是如何行动的，这样他们就能做自己想做的事——实现他们可能未公开宣称过的，也可能公开宣称过的梦想。

5
人与世界

本文根据费登奎斯1978年在美国洛杉矶举行的人类探索者大会（Explorers of Humankind Conference）上的演讲整理而成。其他演讲者包括亚历山大·洛温（Alexander Lowen）、艾达·罗尔夫（Ida Rolf）、夏洛特·塞尔弗（Charlotte Selver）、查尔斯·布鲁克斯（Charles Brooks）、卡尔·罗杰斯（Carl Rogers）、卡尔·普里布拉姆（Karl Pribram）和玛格丽特·米德（Margaret Mead）。1979年，托马斯·汉纳根据这次会议编写了《人类探索者》（*Explorers of Humankind*）一书，这篇文章就收录在其中。同年，它也发表在《身心学》杂志上。

——编者

人类的神经系统由天文数字量级的细胞组成，适合在各种各样的物理世界中生存和运作。正如许多宇航员的经历所表明的那样，我们的神经系统能够经受住缺乏地心引力的环境，也能够经受住缺乏听觉和视觉刺激的环境。为了使觉察保持在正常的水平上，宇航员仅需要每隔不久就启动足够数量的连续活动。

我相信，我们的神经系统可以在1000种不同的世界中正常运作。它会成长，并适应那里的环境，或者可能比在地球上适应得更好，在所有可能让生命存活的条件下，它都能学会采取行动并做出反应。例如，由于神经系统寻求秩序和稳定性／一致性，神经系统能够"建立连接"，以轻松地应付地球上存在的众多种语言和更多的方言中的任何一种。

"宇宙"（在希腊语中是"秩序"的意思）是很难预测的，除了昼夜、月相和季节等现象。我不确定相对简单的动物的神经系统是否能觉察到这些有序的现象。否则，随机性就是规则。陨石有一种非常无序的下落方式。没有人能预测在放射性物质中哪个原子会在给定的时刻分解，人们也并不能准确地预测出某一个雨滴会在哪个时刻落下及落在什么地方。地震、风、台风、太阳和星系，以及微观层面上的固体、气体和液体，情况也是如此。无论我们选择什么来检验，几乎没有什么是可预测的、有序的、稳定的和不变的。在大多数现象中，以涉及太多的参数来确定因果关系，这对我们来说就是秩序。

但神经系统会寻找秩序，会在秩序有可能被发现或明确的时间和地点找到它。大多数生物的神经系统由大量的单元组成，需要连贯和稳定的环境。为了形成自我，寻找伴侣，生活在一个人群、族群或社会中，必须有一个重复性组织工作，这样人类才有可能学会应付这个世界。对于更复杂的生活形式，如猴子从一根树枝上荡到10米开外的另一根树枝上，或者人类打网球、拉小提琴，他们必须形成一系列的不变量，以便在成长发育的同时学习。这是一种与学术学习完全不同的学习方式。

所有的生物在出生时，都比它们的成年父母更小、更弱，它们成长成熟的时间有的短一些，有的长一些。弱小的生物体需要一个持续不变的世界才能成长为强壮的成年个体。正如我们所知，生物体本身需要一个一致的外部世界，只有这样，它的内部世界才能形成内稳态、秩序，以及必须保护这种稳定和不变的条件，从而保证它能在较长时间内生存。

简而言之，一个活的神经系统会在随机的、不断变化的刺激中（这些刺激通过感官接收并刺激系统）找到秩序。此外，生物本身在不停地运动，而神经系统必须给这个不断变化着的世界以及变化着的自己带来秩序，这样才能从混乱中找到一些生存的意义。

出人意料的是，实现这一艰巨壮举的最有效的手段是动作。生物体本身虽然在不断运动，且处于变化的、移动的环境之中，但它的动作是形成固定 / 静止事件的必要条件。即使我们观察的是惰性物质，我们的感官仍能感知到移动的现象，因为一个活着的有机体直到死亡才会完全静止。

生物计算机实验室的海因茨·冯·弗尔斯特[1]教授是一位控制论学家，他也有和我一样的想法。他曾指出，法国数学家亨

---

[1] 海因茨·冯·弗尔斯特（Heinz von Foerster，1911—2002）是一位奥地利裔美国科学家，费登奎斯发现他的工作与自己的工作相交叉。冯·弗尔斯特是著名的控制论架构师之一，也是系统论和建构主义理论的重要贡献者。建构主义是一种教育理论，强调学生通过解决问题和直接体验个人建构知识进行学习的重要性。冯·弗尔斯特于 1977 被邀请出席费登奎斯旧金山师资训练项目，并在费登奎斯协会会议上发表了一个主题演讲。他与费登奎斯社区进行了许多卓有成效的交流。——编者注

利·庞加莱 [①] 在 1887 年写道，三维视觉的形成不仅与我们有两只眼睛有关，也与头部的动作有关。头部的动作需要眼睛的调整，如果眼睛只是在空间中静止不动，就无法感知到三维图像。

冯·弗尔斯特还曾讲过，瑞士滑雪教练克勒 [②] 说服他的一些学员参加了一个有趣的实验。他想知道，如果我们的大脑看到的外部世界和视网膜上的映像一样，而不是它实际的样子，会发生什么。众所周知，眼睛的晶状体像其他晶状体一样，会使落在视网膜上的图像倒转。当你看到一个站立着的人时，落在视网膜上的图像其实是头在底部、脚在顶部的。克勒先生给所有的参与者一副眼镜，从而把落在视网膜上的图像再倒过来，使落在视网膜上的图像和实际的图像是一致的。不出所料，戴上这副眼镜后，他和参加实验的人看到的一切都是颠倒的。开始的几个小时非常艰难，没有人能够自由地移动或做任何事情，除非非常缓慢地行走，并试图弄明白和理解他们所看到的事物。接着，意想不到的事情发生了，他们的身体上的一切，以及他们所接触到的附近的一切，看上去都和以前一样；但那些碰不到的东西，却继续保持着看起来颠倒的状态。慢慢地，他们通过在移动中摸索和触摸来满足正常需求，更远的物体对实验参与者来说开始变得正常。几个星期后，一切都变得正常了，他们可以做任何事情而不需要特

[①] 亨利·庞加莱（Henri Poincaré，1854—1912）是一位数学家、物理学家和科学哲学家，对现象学特别感兴趣。他具有极大的生产力和创造力，在许多领域都有持久的影响力。在他众多的兴趣中，对知觉的好奇心使费登奎斯在这里提到它。——编者注

[②] 沃尔夫冈·克勒（Wolfgang Köhler，1887—1967）是德国心理学家，格式塔心理学的创始人之一。他以费登奎斯在这里提到的倒置护目镜实验而闻名。——编者注

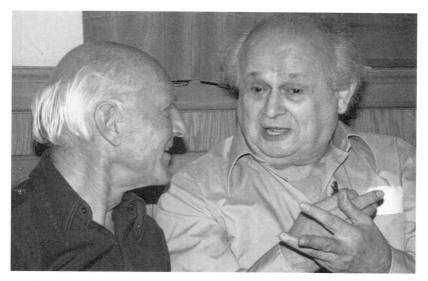

费登奎斯与海因茨·冯·弗尔斯特，摄于 1977 年

别注意或小心。在实验期的某段时间，外面开始下雪了，克勒先生透过窗户看到了雪花从地面升起并向上飘去。他走出门，伸出双手，掌心向上，感觉到雪飘落在他的手上，只是花了一会儿的时间，他就开始看到雪在飘落，而不是在上升。

　　类似的实验还有一些。其中一个是在美国进行的，有两个人都戴着这种特殊的眼镜，一个坐在轮椅上，另一个推着轮椅。几个小时后，推着轮椅四处走动的那个人首先开始看东西正常了，不用摸索就能找到路；而坐着的那个人看到的东西仍是颠倒的。

　　刚出生的婴儿一开始看到的东西是正向的还是倒转的呢？还是说，他必须移动和触摸事物才能理解和解释他所接收到的图像呢？我猜想，动作在我们的客观世界形成的过程中起着核心作用。而且，如果我的猜想不是完全错误的话，所有的生物为了形成有秩序的、客观的外部世界，甚至是它们对世界的内在意象，可能都需要动作。

有一件事是肯定的，我们不只是实现了给定遗传密码的程序。我们知道，如果没有带有遗传密码的生物体的成长，这个程序永远不会发生。此外，出生和成长永远都离不开至少一个观察者或见证者——那个孕育新生个体的人。此外，我们知道，没有活的生物体生存于引力场之外。

总而言之，一个基因程序被整合进一个身体，这个身体从两个细胞生长到一定数量的细胞，其环境不可避免地处于一个引力场中，并且都有一个见证者。所有这些东西——基因密码、见证者和引力场，在形成一个能够成长并成年的生命体的过程中都不可或缺。

所有的哺乳动物都有骨骼、肌肉和神经系统，这些组织都继承于自己的父母，地球在它们身上施加着同样的引力，这种引力永远不会中断，也无法被屏蔽。人类，作为一种哺乳动物，也都有这些组织。然而，两者有重要的区别。人类骨架上的拇指结构非常完美，它可以触摸到所有其他手指的指尖。黑猩猩手臂上产生力量的肌肉比人类更强壮，但人类手部精细的肌肉组织使双手具有极灵巧的操作能力。人类可以用自己的双手写作、弹奏音乐、制作手表等。神经系统功能上的差异使得人类有别于其他所有哺乳动物。与动物的亲子关系相比，人类的亲子关系也是非常不同的。人类的孩子通常有一个父亲和一个母亲，加上两个祖父和两个祖母。人的环境除了空间和时间方面外，还包括自我和自我意象、性、社会和文化。

每一个行为所涉及的动作都会产生整个生物体的移动，改变其姿势／结构，所有这些都影响着环境的不同方面，以便为生物体提供所需。于是，就有了不断变化的环境和不断变化的生物体，只要这个生物体还有生命，两者就会不停地相互作用。不同的环境影响着生物体和它的神经系统，使其对这些变化做出有效和高效的反应。

从出生到死亡，我们都有一个由 4 种要素组成的闭环：骨骼、肌肉、神经系统和环境。事实上，这些要素一起形成了非常复杂的系统，在整个闭环中与无数的反馈和前馈机制相互作用。这个闭环可以画成一个有 4 个边和 4 个角的四边形。在我的方法体系中，我主要处理"4 个角"，而不是"4 个边"。我在"4 个角"上处理这些联系，因为 2 个元素在那里会相互作用，个体习得的自我使用在那里表现得也更加明显。通过学习，而非更结构化的 4 个方面（骨骼、肌肉、神经系统、空间－文化－时间），个体有意识的活动和反应得以改变。改善做事的方式比改进所做的内容更好，因为如何做某事往往比做什么更重要。

这 4 种要素可以从生命的开始一直研究到生命的结束。在出生时，生物体与环境的联系基本上是被动的。渐渐地，这种被动联系被越来越多的有目的的活动所取代。如果没有重力，整个框架则会完全不同——人体就不需要骨骼来承受压缩力，动作的速率和爆发力也会完全不同。这些都是我们难以想象的。

事实上，动作是生命最好的线索。自从人类会说话以来，就根据在引力场中存在的事物的动作对其进行分类。植物是一种随水流和空气被动移动的东西，此外，它的生长是垂直的。我们根据生物的运动方式对其进行分类：会游泳的是鱼，会飞的是鸟，在地上滑动的是蛇，蠕动的是蠕虫；有跳跃的、爬行的、用四肢

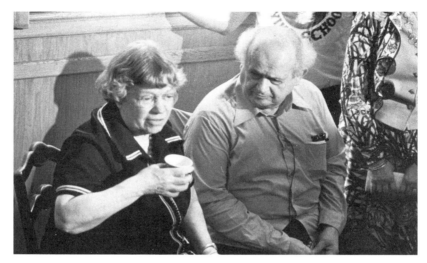

费登奎斯与人类学家玛格丽特·米德，摄于 1977 年

行走的，而我们人类则是没有羽毛的两足动物，直立行走。似乎从第一次记得自己时起，人就全神贯注于动作。

　　动作是构成有机体的每一个活细胞的核心，而整个有机体（包括骨骼、肌肉和神经系统）都全神贯注于动作。动作的组织是如此复杂，以至于大多数生物，无论是鱼、鸟、猿，还是人，都需要个体独立的学习期。学习期的时间从几秒钟、几分钟到多年不等。一些群居动物，尤其是牛、马、斑马等动物，似乎在它们从母体出生后就能够立即跟随群体。在脐带被咬断和全身被舔舐后，这些新生儿尝试一两次就能立即站起来。当第二次或第三次尝试站立成功后，无论在平地、上坡还是下坡的地面，小牛都会跟随母牛在沙土、沙砾或湿滑的草地上行走。它不仅可以做一切必要的事情来依附于群体，而且如果它碰巧有下滑或跌倒的趋势，还可以想办法让自己保持直立。试想制造一台同样高效的机器所必需的复杂程度和精巧程度你就会明白，在没有以往经验和学习期较短的情况下，拥有这种非凡的移动能力涉及什么。

以山羊为例，它们的孩子出生在高高的山上。小山羊们会自己站起来，然后，必须从一个尖峭的山石边缘跳到另一个山石边缘，并且之前还没有学习期去学习这些动作。显然，这些动物所有的神经系统连接，都必须在它们出生前就形成。简而言之，对于非人的动物来说，是这个动物物种传承了学习、进化、反射组织和本能，使它们能够在危险的条件下生存。然而，大多数鸟类、狗、猫，甚至是虎猫，都必须在父母的指导下完成"连接"，即建立神经系统的功能模式。要使这种模式可靠、自主或自动，仅需要几个星期的学习期。

当观察许多物种时，我们可以很显然地发现，一个物种在进化阶梯上的地位越低，其出生时的神经系统连接就越完整。突触、神经元等的连续越完备，学习期就越短，这个物种在进化阶梯上的位置就越低。我们在人类身上则看到了这一过程的另一个极端。据我所知，人类婴儿的学习期是所有物种中最长的。虽然维持生命和生长所必需的一切在出生时就已经在神经和腺体的系统中连接起来了，但特定的人类功能却完全没有连接起来。刚出生的婴儿不会说话、唱歌、吹口哨、爬行、直立行走、演奏音乐、计算和进行数学思考，也不会分辨白天和晚上。如果没有持续数年的长期学习期，这些功能就不会出现。就这些特定的人类功能或活动而言，神经系统的连接在出生时是不存在的。

这种个体的、个人的经验或学习期是必要的，没有它，婴儿将不会成为"人"，这就好像在人类中没有遗传的学习。"低级"动物具有种系学习（phylogenetic learning），它是种族先天遗传和演化而来的学习。"高级"动物通过自己的个体的经验（individual ontogenetic experience）来学习。这里所谓的"低级"和"高级"只是指以人类的标准将动物在进化阶梯上排列的方式，除此之外不表现其他的意义。几乎所有低级动物都能做那些最高级动物需要长时间学习才能做到的事，而高级动物只能通过模仿，通常要借助各种辅助器具或结构才能学会。

　　重复的倾向最终导致重复的恒定和秩序。大多数的事件都是出于偶然，它们是如此无序，以至于大部分事情的发生都是不可预测的。我们制造秩序，从不同的现象中再挑选符合秩序的现象并将其纳入秩序之中，以此来创造自然法则。通过观察物体无序地落下的现象，牛顿从中找到了秩序，并提出了万有引力。只有神经组织和系统才有能力构想并找到这种秩序。在人类中，正是一种神经物质在自身运作的过程中制造了秩序，它在自身的环境中创造秩序，而环境反过来又改善了人类的秩序。神经物质自我组织、选择并改变从环境传入的信息，并使其成为不变量，从而使重复成为可能。

　　有机体会成功地将环境中所感知到的许多不断变化的信息转化为不变的实体。由其他物体做成的工具在记录信息时，可能会非常模糊或发生变形，但神经系统的能力非常强大，在记录相同的信息时它可以创造出秩序。设想一下你坐在一匹疾驰的马上，对着一只朝你奔来的灰狗拍照，你就会明白前文所讲的意思了。当电扇或空调发出很大的噪声时，没有录音机能把我们说的话清晰地录下来，但即使在这样的背景下，我们也能理解对方讲的话。我们可以很容易地从不同的干扰中提取出不变的秩序。在我们所看到的、听到的、闻到的或感觉到的事物中，我们都积极地组织自己，从而使那些不变量印刻在神经系统之中，进而应对自身和外在环境中的（包括人际、社会、空间和时间等）无序。

　　简而言之，如果一个事物有与世界其他部分分离的边界，如果它能复制自我，如果它能维持自我（即从边界外汲取能量），如果它能保存自我，那么它就是有生命的。如果没有自我引导（即动作），这些功能就无法实现。自从世界上出现第一个带膜的细胞，出现了一个需要自我引导的个体，就开始使用动中觉察这样的学习过程了。

　　动中觉察是一个学习过程，它会使自我导向更容易、更愉悦，因为它类似于成长本身出现的学习。我所使用的两种方法——动中觉察和功能整合，本质上是一种高效、简短和通用的学习如何去学习的方法。在传统的学习中，我们学到了什么才是重要的。但是，学习如何学习是一种更高级的功能，它不受这些限制。学习如何学习可以改善大脑功能，进而使大脑超越其潜能。

　　为了促进这种学习，有必要将要达到的目标与学习过程本身分开。这个过程是很重要的，对于成人学习者来说，学习应该是无目的的，就像婴儿学习一样。婴儿的学习没有任何时间表，也不需要外界的强制。成人的再教育已经受到学校传统教育和一般学术教育的负面影响。在传统教育和一般学术教育中，教师都被认为比学习者更好，是学习和模仿的榜样；成就是学习的目标，而不是学习本身；并且学习者必须在特定的时间框架内获得特定的成就。这样的学习与成长毫无关系：它可以根据个人意愿推迟，甚至完全放弃。但是，与成长有关的学习如果推迟／延迟会受到惩罚，此外，与成长有关的学习不能超过正常的成长速度。

　　虽然很多人对于人类的未来有着不同的预测，甚至有些人持有自我毁灭的悲观观点，但我相信，人类会有更美好的未来。一个社会，如果只是由许多单位的成员组合而成，这并不是社会的最终形式。我相信，一个由更有自我觉察的男女组成的社会，将是一个为其成员——人类的尊严而存在的社会，而不是主要为抽象的、集体概念的社会而存在的社会。

6

动中觉察

本文是费登奎斯在特拉维夫研究所的讲义，文章对其教育方法的理论和实践进行了描述。本文收录在 1975 年出版的《团体促进者的年度手册》(*Annual Handbook for Group Facilitators*) 中，与研究所使用的版本略有不同。

——编者

根据人的身体结构，人归类为一种动物，因其神经系统高度发达，所以人类是最高级的动物。

从拇指的位置与动作来看，人手与猿的手只是略有不同，但人类的神经系统允许他们的手通过肌肉和骨骼的活动去做猿的手无法做的事情，人类的手可以做出更精细、更精巧的人类特有的动作，如书写、演奏乐器、数钞票、修手表和对焦显微镜。

两种学习模式

手的使用有两种不同的学习模式。手的一般动作是自发的，并随着每一个正常动物（猿或人）的成长而改善。然而，精细的、精巧的、人类特有的技能则必须以特定的方式、在合适的时间进行传授。

这种特殊的学习方式（也许是人类神经系统最重要的特性）不仅表现在人手的使用上，而且在人类其他的功能中也有所体现。人的直立姿态、步态和言谈举止都是后天习得的，首先需要几年的学习期，再经过多年练习才能臻于完美。

人类和其他哺乳动物发出声音的能力（即动物说话的能力）会随着年龄的增长而提高。但是，一个人如果在人类社会之外长大成人，那么他的说话能力可能永远无法达到普通人的水平。动物的本能属于种系学习或物种的学习；人类的学习是个体发生的，它需要从个人经验中学习。简而言之，学习之于人类神经系统，犹如本能之于动物。

例如，狗会自发地学习所有犬类语言，一只中国狗可以和一只美国狗及一只波斯狗交流。但是，通过个人经验"接线"的人类神经系统只能说一种语言，剩下的众多种语言将永远是外语，除非个人进行新的学习。

本能有一定的缺点，人类的学习也是如此。在突然改变的环境或全新的环境中，本能是无用的。学习的价值取决于对所学内容的选择和学习内容的质量。然而，在人类的神经系统中，其行为模式是在学习过程中建立的，而不是遗传的（就像本能一样）。此外，人类的神经系统有一个主要的优势——再学习或再教育相对容易。

动作

了解人类神经系统活动的最佳线索是动作。颤抖、瘫痪、共济失调①、语言障碍和肌肉控制能力下降通常表明脑干或神经系统其他部分的功能损伤或功能紊乱。动作显示了神经系统的状态、遗传的天赋和发育的程度。只有当神经系统发出信号，以正确的模式或组合、正确的顺序和时机来收缩必要的肌肉时，动作才会发生。

婴儿出生时，除了哭泣和以尚未分化的力量收缩所有的屈肌外，几乎不能做任何自主或随意动作。我们通过经验学习如何翻滚、爬行、坐起、行走、说话、奔跑、跳跃、平衡、转身，以及其他成人能够做的事情。

我们的意识逐渐适应了周围的环境。我们与外界的第一次接触是通过皮肤和嘴巴。后来，我们学会了使用身体的各个部位，并通过观察来调节身体的各个部位。动作的分化是最难的，因此，除非我们演奏乐器或特别注意学习有意让无名指做动作，否则无名指的动作将一直是笨拙的。然而，通常情况下，我们会设法将原始的肌肉收缩的全反应或无反应转化为或多或少可以控制的自主或随意活动。通常情况下，我们很自然地就可以获得这种能力，也就是说，我们可以在没有觉察到学习过程的情况下，或者没有觉察到动作完善程度的情况下获得这种能力。我们大多数

---

① 共济失调（ataxia）是指在肌力没有减退的情况下肢体动作失调，也就是不平稳与不协调的临床表现。——译者注

人都是随遇而安的普通人，获得的能力仅够让自己成为其中的一员。

费登奎斯方法

我运用肌肉和神经系统的双向关系来促进神经系统更好的功能运作／成熟。肌肉和神经系统都在引力场中进化，这为每个个体的发展和学习期，甚至物种的进化设定了标准。

人类大脑额叶功能非凡的发展表明，这些功能是一种进化上的进步，有助于适者生存。人类大脑的这种发育通过出生后的成长而变得有效，并通过个人经验来引导和塑造。

机会和脆弱性

人类有特殊的机会（这是其他动物所没有的）来建立一套通过学习获得的反应体系，但同时，这个反应体系也特别容易出差错。由于其他动物对大多数刺激的反应都已经与其神经系统"接线"，表现为本能的行为模式，所以它们出错的频率较低。

此外，我们很难觉察到哪里出了问题，因为我们既是学习者又是判断者，所以，我们的判断既依赖于习得的行为模式，又受限于它。

显然，要想进步，我们每个人都必须提高自己的判断力，但判断力是已经学习的能力。

提高敏感性

为了打破这种恶性循环，我们必须利用大脑的上边缘部分的基本特性，这个部分能够感觉和抽象化，甚至可以用语言来表达身体里发生的事情。

通过将所有刺激降到最低限度，我们也将肌肉和感觉的变化降到最低限度。这样，我们就能最大限度地提高自身的敏感性，从而分辨出之前不在觉察范围的细节。这就像一个红绿色盲恢复了区分红色和绿色的能力。

一旦分辨能力提高，我们就能更好地感知自我和周围环境的细节，也就可以觉察到自己在做什么，而不只是在说什么或认为自己在做什么。

费登奎斯方法课程

在课程开始时，学员通常采用躺着的姿势，如俯卧或仰卧，其目的是打破肌肉习惯的收缩模式。采用这种姿势时，我们就改变了习惯性的以脚底踩地面的用力方式，以及与之伴随的骨骼关节的排列方式；此外，采用这种姿势时，由于神经系统没有接收到由地心引力作用而引发的习惯性传入刺激，传出冲动也就不会与习惯性模式相联系。课程结束后，当再次接受习惯性的刺激时，你会惊奇地发现，你对这些刺激的反应发生了变化。

在整个课程中，学员会尽可能缓慢、愉悦地完成动作，做动作时没有任何紧张和疼痛。课程的主要目的不是练习已经知道的东西，而是发现自己未知的反应，从而学习一种更好、更合适的行为方式。

这些动作都可以很轻松地完成，所以在重复15~20次之后，最初的努力就会形成一种思维。这使人形成生了最大的敏感性，使他能够觉察到微小的变化，改变身体不同部位的连接。

在课程结束时，学员会感到身体有一种被轻轻地提起的感

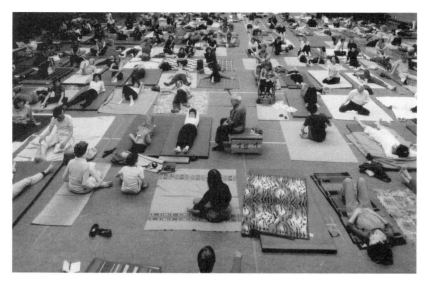

1981 年，费登奎斯在德国布赖斯高地区弗赖堡举办的培训班

觉，他脚踩地时会感到轻盈，在移动时身体也会更轻松。

人的所有的远距离感受器都位于头部（眼睛、耳朵、鼻子和嘴巴），在做动作时，头会不时地左右转动，以关注周围发生的变化。为此，头的转动应该保持最完美的、人造机械都无法匹敌的平滑。在所有的远距离感受器中，眼睛也会跟随头部左右转动，并且眼睛在做与头部相同或相反方向的转动时也应该是平滑和轻松的。

效果

通常，学习能使身体各部分可能的形式与形态都更加完善，不仅会改变骨骼和肌肉的力量和柔韧性，而且还会深刻地改变自我意象和自我定向的品质。

两种主要的技术

费登奎斯方法包括手法技术部分和团体技术部分。手法技术是个性化的，是根据个人的特殊需要量身定制的。在操作时，我们会让学员使用大约 30 种身体姿势。从两种技术的形成过程上来看，手法技术是最先发展出来的。

团体技术是为了在尽可能多的人身上产生手法教学的效果而创造的（"教学"一词意指自我意象的变化，是由学员通过觉察到自己身体意象的改变而产生的）。团体课程已在瑞士苏黎世广播电台播出 2 年。到目前为止，有将近 1000 节课，每节课 45 分钟，以希伯来语为教学语言，还有几百节课程以英语、法语和德语为教学语言。

方法的应用

费登奎斯方法将所有功能运作都看作神经系统的表现，因而，这个方法具有普遍适用性。我教过世界著名的音乐家、小提琴家和钢琴家，如著名指挥家伊戈尔·马尔克维奇 [①]，他多年来在萨尔茨堡管弦乐队和在蒙特卡洛歌剧院的工作中应用我教授的方法。在过去的几年里，我每年都在巴黎的彼得·布鲁克（Peter

---

[①] 伊戈尔·马尔克维奇（Igor Markevitch，1912—1983）是一位多才多艺的作曲家和指挥家。他创作了超过 25 首原创作品，被评为 20 世纪 30 年代欧洲著名作曲家之一。20 世纪 40 年代，他致力于指挥，与欧洲许多主要乐团合作。——编者注

Brook）①国际戏剧研究中心，以及与坎普西诸剧院合作的圣胡安·包蒂斯塔（San Juan Bautista）和布鲁克林音乐学院（Brooklyn Academy of Music）教学。卡内基－梅隆大学（Carnegie-Mellon University）、匹兹堡大学（University of Pittsburgh）、纽约大学（New York University）戏剧学院，以及其他许多大学都曾使用过我的方法。我也教过有慢性病和有身体缺陷的学员。

参考文献

[1] Darwin, C. R. *Expressions of the Emotions in Man and Animals*. New York: AMS Press, 1972.

[2] Feldenkrais, M. *Body and Mature Behavior*. New York: International Universities Press, 1970.

[3] Feldenkrais, M. *Awareness Through Movement: Health Exercises for Personal Growth*. New York: Harper & Row, 1972.

[4] Pribram, K. H. *Languages of the Brain*.（Experimental Psychology Series.）Englewood Cliffs, NJ: Prentice Hall, 1971.

[5] Young, J. Z. *An Introduction to the Study of Man*. New York: Oxford University Press, 1974.

---

① 彼得·布鲁克（Peter Brook，1925—   ）是当今欧洲最受尊敬的戏剧导演之一，他有着漫长的职业生涯，做过很多有创新性的工作。布鲁克的作品受到了葛吉夫的影响。也许正是在这种背景下，他遇到了费登奎斯。他们相识已久，布鲁克多年来每年都让费登奎斯教他的剧团成员。——编者注

7

有机学习与自我实现

编辑：马克·里斯（Mark Reese）

费登奎斯博士于 1981 年在圣地亚哥曼陀罗会议（San Diego Mandala Conference）上做了演讲，本篇文章即为演讲稿。当年的会议重点讨论了整体健康和长寿问题。马克·里斯（1951—2006）是在美国第一批参加费登奎斯培训的学员，他邀请费登奎斯在会议上演讲，并编辑了演讲稿以备发表。里斯后来成为那一代费登奎斯教师中最具影响力的一位，并负责在全球范围内培训费登奎斯教师。他还写了一本备受期待的费登奎斯的传记——《摩谢·费登奎斯：运动中的一生》（*Moshe Feldenkrais: a Life in Movement*），将于 2011 年出版①。

——编者

---

① 该书的英文版已经出版。——译者注

　　我通常不会参加类似的大会。我经常和人们交谈，我喜欢和朋友交谈。我不是讲师，只是喜欢和那些想学点东西的人交谈。我也不是一个普通的老师，而是一个特殊的老师，我对教什么并不感兴趣，但我对别人学到了什么感兴趣。因此，我一生中从未为一场演讲准备过或写过演讲稿。在座的人有一些来自费登奎斯协会（Feldenkrais Guild），他们都了解我，也可以作证，在这4年或8年的教学过程中，我从来不事先做准备。这次，我写了一些内容在纸上，但其实我并不需要它。

　　我之所以在纸上写一些东西，是因为我不知道应该讲些什么，我演讲的题目应该是《有机学习与自我实现》。关于"有机学习"的话题我不用准备就可以讲，但"自我实现"——什么是自我实现？针对这个抽象概念，我觉得不谈上几天几夜是说不清楚的。我需要具体的东西，每个人都能理解的东西，我们可以触摸到、看到和听到的东西。之后，若我们有一些共同的经验，就可以理解对方，否则，就不可能相互理解。我可以说"整体"（holistic）这样的词，你知道上帝知道这个词是什么吗？它是什么？就像洛马斯（Lomas）博士昨天说的，我从陆军元帅史末资[①]的书里学到了"整体"这个词。然而，从那以后，我看到这个词被非常频繁地使用和误用，以至于我现在都很难理解它了。

---

① 陆军元帅扬·克里斯蒂安·史末资（Jan Christiaan Smuts，1870—1950）是一位杰出的政治家、军事领袖和哲学家。他也被称为天才的特立独行者！他曾任南非总理，作为一名陆军元帅参加了两次世界大战，为国际联盟的成立做出了很大贡献，他也是联合国的缔造者之一。在这里，费登奎斯指的是史末资1926年的著作《整体论和进化论》（*Holism and Evolution*），他在书中创造了"整体论"一词，并将其定义为"通过创造性进化形成大于各部分总和的整体的自然趋势"。——编者注

我必须从具体的事物开始。自我是什么？实现是什么？有机学习是什么？如果我们不知道自己在说什么，我们必定不理解这些。我们来看看什么是自我。世界上有 45 亿个自我，无论是在指纹上，还是在免疫系统上，没有哪两个自我是相同的。我们不能把器官从一个人身上移植到另一个人身上，他们都是个体，每个人都有自己的独特之处，那就是一个自我。这是一件很简单的事情。如果把动物也算上的话，世界上可能有 2000 亿个这样的自我，因为所有的动物也都是自我。所有这些自我都有一些相同的特征。

首先是自我复制（self-reproduction）。如果不能自我复制，任何物种将不能长期存活。所有存在的物种，包括人类，都必须能够复制自己。其次是自我维持（self-maintenance）。水和食物是所有生命所必需的。如果没有自我维持，任何物种都不可能长久存在。事实上，自我维持比自我复制的需求更高，因为对大多数哺乳动物来说，自我复制每年不超过 2 次，但是自我维持——如果你在两三分钟内不呼吸，你就永远不会再呼吸了。最后是自我保存（self-preservation）。它更为极端，不被狮子或大蟒蛇吃掉，不要从岩石、高山或悬崖上坠落，这可能只是一秒钟的事，可能一秒后你就不在了。这三种自我（自我保存、自我维持和自我复制）是所有动物共有的，它们与你是不是人没有任何关系。没有自我驱动（self-propulsion）、动作或行动，上述 3 种自我都不能满足。没有动作就不能自我复制，如果你不动，什么也不会发生。如果你不动，就无法获得食物、空气和水。如果你不逃跑、不攻击或在做动作时不小心，就不可能保护自己或避免危险。——无论学会了哪一种，你都可以生存。

虽然这对地球上所有的生物来说都是一样的，但人类却更复杂，人类具有一些非凡的能力，比如思考、感觉、感受、意识、觉察。这些东西是什么？对我们有什么用？形成意识对大多数动物来说也是普遍存在的，但只是在很浅显的层面上，而人类的意识与其他动物相比差别很大。当我问大多数人为什么他们必须拥有意识时，他们说保持清醒就足够了。我们睡着了，我们又醒了——意识对我们有什么用呢？你如何认识意识？它是什么？保持清醒还不够吗？事实上，仅仅保持清醒是不够的，通过以下的事例你就会明白一些。例如，你醒来时不知道自己在哪里，也不知道自己是否醒着。你可以把睡梦中的孩子从床上抱起来，带他去小便，因为你不想让他尿床。在这种情况下，孩子是起床了，并且显然他也觉得自己起床了，他处于清醒状态，在上完卫生间后又回到床上，但他没有意识，他什么都不知道，甚至不记得有人把他从床上抱起来。

所以，处于清醒状态和有意识是两回事。那么，什么是意识呢？假如某人遭遇车祸失去知觉，然后在医院里醒来，这时，他一般不知道自己身在何处，他会问你的第一件事是："我这是在哪儿？"——这些实际上是意识的基本特征之一。当你在引力场中将自己定位、知道自己是坐着或站着、眼睛以正常方式看向视平线之前，你不知道自己是否是睡着的、是否在做梦、是否是坐着的、是否是站着的、是否交叉双臂。这是与意识有关的主要问题——知道你在哪里、你在做什么。

现在，意识和觉察的区别又是什么？再重复一遍，意识与你在引力场中的定位有关。没有它，你就不知道自己在哪里、在做什么，或者你身上发生了什么。觉察是有意识，并且知道与意识有关的事情。比如，我看见你在这里，我知道你是你，但如果你问我这里有多少人，我不知道，我得数一数。我怎么数呢？实际上，数数是一种内在的东西。我把目光转向你们，说"1，2，3"，我在计算自己注意力转移的次数。然后，我想知道这里坐了多少女士和多少男士——我再次转移注意力。如果我想数豌豆，也是一样的。换句话说，计数是一项内在的东西。这很有趣。我们认为自己在数橘子，但事实上，无论我们数橘子、豌豆、人，还是其他东西，我们都是在计算眼睛或耳朵注意力转移的次数。我会向你展示一些非常有趣、令人难以置信的东西。觉察是你知道你在做什么，知道你意识到什么。现在，我们已经说了一些关于自我的东西，当然，也只是粗略地谈了一下这个概念。如果你想知道自我到底是什么，有很多关于它的心理学和其他的理论论述。我自己的方法与别人的方法有很大的不同。

现在，什么是实现？实现什么？我想说，如果我想知道什么是实现，只有知道实现的限度是什么，我才能达到它。否则，实现什么？实现400亿人或40亿人的意识还是什么？他们想要什么？每个人想要的东西都不同。那么，如何得到？他怎么会想要别的东西？通过限制，我们可以理解这些事情。让我们看看这些限制是如何产生的。

人类生来就是一个"白板"。他从母体子宫里来到这个世界时，所具有的能力实际上是微不足道的。大多数动物在几天或几周内就能做到的事情，刚出生不久的人类是做不到的。对人类来说，这一切都与学习的经验有关。他能做什么？大多数事情，比如出汗，拥有动物所具有的其他身体功能，他在一两天内或多或少地就可以获得。但与人类生活和实现有关的一切都是不存在的。他不会走路、不会说话、不会唱歌、不会吹口哨，也不会数学、不会音乐。然而，这些技能他都将会获得。他是如何获得这些技能的呢？人类的神经系统非常发达，它只有一种与生俱来的品质——好奇心。如果没有好奇心，人类就不知道该回哪里去，也不知道如何躲避危险。带着这种好奇心，一个人将学会认识时间是什么、节奏是什么、唱歌是什么、音乐是什么、说话是什么，学会走、跑、跳、游泳，甚至我不知道的，但人能做的，这些都是可以学习的。我们要学习的东西很多，没有人知道我们是如何学会说话的，也没有人真正知道我们是如何学会爬行和走路的。当我们和其他人打交道的时候，像皮亚杰（Piaget）或者史末资元帅这样的人，我们知道是和成人打交道，我们相信他是人类。事实上，所有这些系统都经历了长时间的有机学习，这与在学校/学院的学习是完全不同的。

在学校的学习与你的个人成长毫无关系，如果有，也是偶然发生的。因此，它与时间根本没有联系。在学校的学习是一种社会活动，也是一种社会需要。我们学习建筑学，因为建筑是必需的；我们学习考古学、工程学、化学和计算机科学，因为没有它们社会就无法运转，或者有了这些东西我们就能更好地生存。但它们都不依赖于时间，或与时间没有任何联系。我知道特拉格[①]医生很久以前从事别的行业，后来他才成了医生，他甚至可以不

[①] 米尔顿·特拉格（Milton Trager，1908—1997），医学博士，特拉格躯体系统的开发者，该系统与费登奎斯方法有哲学上的重叠。特拉格出席了曼德拉会议，费登奎斯在会上发表了演讲。这是他们第一次见面和交流。在这里引用的评论中，费登奎斯指的是特拉格在40多岁时获得医学博士学位的事实。——编者注

成为一个医生，或可以推迟 50 年再做医生，或 50 年前就成为医生。虽然我想学习医学，但我没学过，也没上过医学院。你看，你可以做你想做的任何事，也可以不做，也可以延迟做，甚至可以永远也不做，或者在你生命中的任何时刻去做。你可以在会走路之前学习滑冰吗？或者在会爬行之前学会走路吗？如果在走路之前省略了爬行这个阶段，你可能就需要特拉格医生或其他人的帮助了。在理解了上述情况后，只要想想一个婴儿是如何长大成人的，你就会发现，实现不仅仅是一件简单的事情。你会发现，你有一段时间的有机学习，你不能改变学习的时间、顺序和时长。实际上，那时你几乎没有发言权。而学校教育方面则由你自己掌握，学校教育是一种社会事件。

让我们再回到"实现"的话题。看看我们已经学会的事情：说话、行走、站立、写作、阅读、创作音乐、理解和应用数学。你可以看见，在大多数职业中，生命的实现或自我实现都是必要的。假设你不能走路，你可能患有脑性瘫痪、肌张力障碍、肌肉营养不良，甚至有成百上千种疾病妨碍你行走，那么对于你来说，生命实现可能是能够行走，在没有支撑的情况下站立，或者在没有轮椅的情况下移动。如果我不能说话或者结巴，能够清晰地说话可能是我的生命实现。有些人的生命实现可能是唱歌。例如，从我的童年开始，唱歌和音乐就因我父亲的老学究态度而与我无缘。他认为吹口哨或唱歌都是没出息的表现，我应该和数学打交道，和学习打交道——当然，最后我也是这么做的。70 岁的时候，我送给自己一份生日礼物，因为在 70 岁之前，我收到了大约 200 条领带作为生日礼物，而 70 岁以后我再也不打领带了。我给自己的第一份礼物是学习 2 年钢琴。我的老师是我的一位学员——一位叫洛克纳（Lockner）的作曲家。之后，我又花了 3 年时间学习唱歌。在学习的过程中，在我 75 岁的时候，我才意识到自己这一辈子错过了什么。今天，我很后悔没有在 15 岁或 12 岁时就学习这些东西。所以，你看，对于这些事情，我们都知道有一个关于实现的问题。如果你不能走路，对你来说，能走路是一种实现；如果你患有脑性瘫痪和手足徐动症，你的自我实现可能是或多或少地像健康人一样，但这和做你自己是两码事。你会发现，在有机学习的局限性中存在着一个实现的问题。

现在，让我们进一步看看。唱歌、演奏音乐、研究数学、吹口哨、散步、游泳等所有可能的动作，以及消除所有可能发生在一个人身上的麻烦，都可能与生命实现有关。我有一些关于生命实现的例子。我用一种有趣的方式定义健康，我相信这种定义是我自己独有的。当我说这是我独有的时，也许我错了，因为例外总是发生。我相信，我有一些对待健康的独创方式的原因不是我倾向于独创，而是我以具体的方式做事。你可以看到它是多么的具体，我对健康的第一个定义是，某人能够实现他的不宣之梦。

不管你信不信，大多数人在他们还是孩子或少年的时候就有安排自己生活的打算。即使是那些最后放弃了这种权利的成人，最终一定也有安排自己生活的想法。但这些不宣之梦仍然在他们心中活跃，他们拥有想要的一切，但仍然感到不满，仍然觉得自己很悲惨，觉得他们的生命没有得到实现。比如，有人想画画，觉得自己本来可以是画家，却一辈子都没有机会实现，可现实条件就是如此，这个梦想是不可能实现的。我的母亲就是一个例子。我母亲 80 岁开始画画，但在 80 岁之前，她从来没有画过画。她从 80 岁一直画到 93 岁，创作了一系列深受许多画家喜爱的作品。很多人都有自己的不宣之梦，事实上，我们每个人都有这样的梦。我不知道你们是否读过萨尔瓦多·达利[1]的传记，他在传记中说他5岁的时候就想成为一名消防员，1年后，他决定要成为拿破仑，之后他的野心越来越大。你看，有很多这样的例子。

关于我对健康的定义，这里还有一个例子，就发生在几个星期前，在纽约举行的一次活动上。我在纽约的希尔顿酒店举办了一个为期1周的工作坊，有350人参加。其中有一些跛足人士，有几个人坐着轮椅，一位女士走路时需要用2根四脚步行手杖。我不知道她为什么来，也不知道她想从我的动中觉察课中得到什么，也不知道她会有哪些改善，但通常都是有改善的。在上课过程中，有人扶着她躺在地板上，最后又扶她站起来。在上课时，有人说："你教我们动中觉察，但我们还听说过功能整合（与人的非语言接触），你能给我们展示一下吗？我们想理解它，并亲身体验它。"我答应了他们的要求，并环顾四周，问："有哪位是真的跛足？"因为如果我只有半个小时，而那个人又不是真的跛足，那么当他起来的时候，你就不知道他是不是被催眠了，也不知道我把他摇来摇去到底是在干什么。我想要的是，在1小时左右的时间里，让上来体验的人有些变化。我环顾四周，选择了那位挂两根手杖的女士。她患有脑性瘫痪，今年49岁。像许多脑性瘫痪病人一样，她也是一个聪明的女人。她是纽约拉罗谢尔图书馆的图书管理员。我让她躺在我们临时找来的一张桌子上。我告诉他们，我会对她进行5分钟左右的训练，并且不会说一句话，以免

---

[1] 萨尔瓦多·达利（Salvador Dali）是著名的西班牙加泰罗尼亚画家，因其超现实主义作品而闻名。——译者注

她被我的话影响。然后，我会按照顺序，用文字向他们重述一遍我做的事，这样他们就能明白我做了什么。首先，顺序很重要，然后是做动作的数量，以及其他的事情。我带着这位女士一起做动作，之后向其他人解释，总时间比我预期的要长，大约用了45分钟。当我们完成时，那位女士又哭又笑。我把她从桌子上扶起来，一只手牵着她跳起舞来，对她说："你跟着感觉走就行了，什么也不用做。"我轻轻地推着她，大约1分钟后，她就开始跟着我跳起华尔兹了。在课程结束离开时，她甚至忘记了自己的手杖。后来，我们在阿默斯特举办了新的教师培训班，以增加费登奎斯协会的人数。这次培训班共有235名学员，那位女士也来了。她手里拿着一个手杖，真的，的确是拿着它，然后过来，站在那里，我把她介绍给其他学员。她把手杖放在一边站了一整天。她说："能够站立是我的不宣之梦。"其实在纽约时她曾对我说："既然这个不宣之梦已经实现了，那就再给我一个梦想吧。"

　　换言之，当我们谈论实现或自我实现时，你会发现，它实际上非常复杂。如果你能以一种具体的方式看待它，你就能有具体的帮助自己或别人的方式。你可能没有具体的方法，除非你知道我们是如何从一个不会说话、不会走路、不会吹口哨、不会唱歌、不会讲话、不会数数、不会计算、不懂节奏——什么都不知道的婴儿成长起来的，并最终学会了这些。婴儿是如何成为我们现在这样的？显然，这些东西不是你能教给孩子的，他们是自己学会的。你不能以自己所想的方式来教导他们。他们的学习以及学习方式实际上是一种感觉 – 运动（sensory-motor）的方式。出生后一年半之内的学习是不用思考的。我们只有理解这种成长及最初的运动 – 感觉学习，让孩子们长大后变成我们的样子，才能

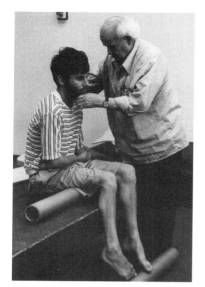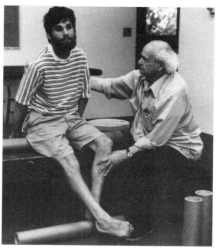

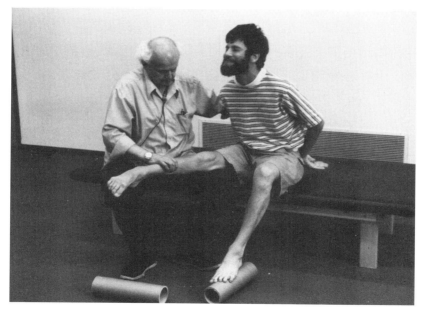

费登奎斯与尼尔·马卡斯一起解决问题，摄于 1981 年

理解实现是什么意思。然后，我们就可以给一些人提供根植于他自己内在的方法，因为我们提供不了其他办法。我可以为他们创造条件，让他们学会实现自己的不宣之梦，真正地深入其中，发现自己的梦想，并找到实现梦想的方法。没有一个健康的人不是这样的。我认为，一个从不在自己的潜意识或梦中说出自己梦想的人，是在浪费他的生命，当他老了的时候，他就会意识到这一点。所以，自我实现是一种真实的、至关重要的需要。

一旦我们谈到有机学习，你会发现，如果你用同样的观点来看它——学习是如何发生的、对人有什么影响、学习如何进行、学习到底是什么意思，学习与我们通常理解的概念绝对是不同的，它以某种不同寻常的方式起作用。我可以在这里向你展示一些东西，这些东西可能会让你想知道为什么你自己没有想到它们，而你本来是可以想到它们的。

阅读的速度是多少？一般而言，阅读的速度就是说话的速度。你1分钟能说多少个字？约300个。你1分钟能读多少个字？约300个。这样看来，人类在这方面的能力也就是这样了，但是，事实不是这样。这并不是因为我们学习阅读和写字时使用我们的手而导致的。你必须在纸上成千上万次地写"A"，然后有人跟你说这是"A"——你需要花些时间来学习写和读。它与听单词、更慢地念单词，以及说话时的手部动作有关。因此，我们的阅读与说话和写作的速度有关。在我们的神经系统中，它不发生在神经系统里，且不会凭空发生。我们花了好几年才学会读、写和说话。它们都是联系在一起的，学习过程中形成的习惯决定了阅读的速度。这些习惯与我们的生物、生理能力完全无关。

大家都知道，现在，在美国有人学会了每分钟看3000个字；

肯尼迪就有这个能力。我想，在美国每一个城市都有速读课程，那么在这种课程上，他们做什么呢？这是我自 1947 年以来一直在做的事情。我不知道它叫"速读"，我把它叫作"恢复正常"。提高阅读速度的重点在于将说话和思考二者区分开来。这意味着我们要学习不使用大家通常使用的说话系统，因为它限制了我们。如果你用图像、模式来思考，或者用视觉、听觉、嗅觉、动觉来思考，你就不会下意识地发出单词的发音，你们每个人都可以在几分钟内学会提高阅读和听的速度。说话与思考分离，能使你一眼就看 2~3 行字。有人已经学会以正常速度的 10 倍阅读，也就是 1 分钟读 3000 字。他们能更清楚地看到内容，因此，记忆会更好，理解也会更好。我曾见过一位叫弗兰克（Frank）的医生，他就以这样的方式读书。我给他一本书，他每 10 秒翻 1 页。我说："你在干什么？"他说："我正在读这本书。""你读过了吗？"他说："是的。""里面讲了什么？"他把书里写的东西一一地告诉我。这是他自己找到的读书方法。下面的方法你可以回家试一试，一定会让自己大吃一惊。

找本书，随便翻到一页，用手扫过这一页的第 1 行文字，不要试着去读它，只是第 1 行，试五六遍。然后或慢或快，你会惊讶地发现你突然知道这一行写的是什么。像这样做 10~15 个动作就足够了。手划过文字时不要发音，但是你却能知道这一行里写的是什么。然后是第 2 行，你可以更快一些；第 3 行，再快一些。你会发现，如果你花一刻钟的时间在这一页上，在这个过程中，你只是用手划过文字，而不试图去读、只是看，眼睛跟着自己的手指，你可以用移动手指的速度进行阅读。

一旦学会了把读和看分开，你不仅可以不发音地读单词，而且比以前快 10 倍。你会发现，在那之前你的思维是零。在你一边听我讲，一边思考你自己如何思考时，你在做什么？我讲的这些话与什么联系在一起？你在说话的时候，说出的词语是与什么联系在一起的？它与语法有关，是由短语组成的。哪一位诗人、画家、发明家、创造者曾在他的头脑中用语法形式的语言思考过？那是不可能的，因为他正在做的事、他在创造的事物根本不存在。因此，没有词语可以形容它，没有短语可以形容它，也就不可能有什么语法。事实上，你必须创造一个新词来表达它，就像弗洛伊德所说的"无意识"，或者一些数学家所说的"虚数"。你怎么能用文字做数学题？以我现在说话的方式，我只能说一些我在人生早期已经想过的东西、读过的东西、学过的东西、梦想过的东西，以及其他人告诉我的东西。但这些都与我的生命实现无关，因为我实际上是在根据记忆来行动和重新体验，重温以前做过的事情。这是什么想法？你会怎么想一些新的、有创意的东西？它可能在你的生命中只出现了 2 秒，如果有的话。如果你读了 25 年的《洛杉矶时报》(*Los Angeles Times*)、《纽约时报》(*New York Times*)、英国的《金融新闻》(*Financial News*) 和《伦敦时报》(*London Times*)，在 25 年后，你能做什么？你有什么提高？

我教学生的方法是把他们带到他们可以学习思考的情境中。他们必须学会不用语言思考，而是用图像、模式和联系来思考。这种思考总是带来新的做事方式。用我们正在采用的说话和思考方式，我们可以讲到猴年马月，但这一切都不会改变。但如果你用 1 秒的时间去思考，去消除你与词汇的联系，你就不能正常思考，只能用模式、用相互联系的学科去思考。你无法用爱迪生、

高斯或拉普拉斯 [1] 以外的方式思考。你是用思考的元素来思考的。也许你做的事已经被别人发现了，但这仍是你自己的发现。你已经创造了它。所以，你会明白，通过学习速读（将说话与思考分离），你实际上以最初的、创造性的方式，在自己的人生中第一次思考。你会为自己所做的感到惊讶的，我曾经就很惊讶。

我一直从事物理学研究。我曾和约里奥－居里 [2] 在一起工作了10年。作为科学家，我曾服务于英国海军部以及其他很多地方。50岁之前，我一直从事科学研究工作。此后，我开始钻研我现在向你们解释的这些想法。我已经创造了超过 10 000 小时的人类动作课程，那些和我有直接联系的人会有所体会。这些动作都很简单，会涉及嘴和手，因为嘴和手是我们最有意识的部分。我创造了大约 10 000 小时的课程，我所教的每一个动作都有约 30 种变化。换句话说，我创作的音乐比贝多芬和巴赫合在一起还要多。

下面举一个简单的例子。

把你的右臂向前伸出，然后将手臂扭转至手掌朝右。把左臂与右臂交叉，左手手指和右手手指交叉。把交叉的双手拉近自己，然后，让头钻进两手臂形成的圈里。现在，你采用的是你习惯使用的交叉手指的方式。采用相反的、不习惯的方式交叉手指

---

[1] 托马斯·爱迪生（Thomas Edison，1847—1931）是一位多产的美国发明家。约翰·卡尔·高斯（Johann Carl Gauss，1777—1855）是一位科学家和数学家，被认为是有史以来最好的数学家之一。皮埃尔－西蒙·拉普拉斯侯爵（Pierre-Simon marquis de Laplace，1749—1827）是数学家，也是天文学研究者。——编者注

[2] 弗雷德里克·约里奥－居里（Frédéric Joliot-Curie，1900—1958）是一位诺贝尔奖获得者，20 世纪 30 年代费登奎斯在巴黎与他共事。更多信息参见第 56 页注释。——编者注

又会怎么样呢？有些人甚至可能不知道他们还可以用另一种方式交叉手指。如果你认为这很简单，我可以向你保证，它并不简单。如果你做的是习惯性动作，你会觉得很舒服。如果你采用了不习惯的方式，你会发现你周围的空间有一些不一样的事。显然，这应该是因为——夸张地说——你的神经系统学到了什么。如果我用习惯的方式交叉双手手指，那么手、肩膀和头也会习惯性地做动作。如果我想用另一种方式来做，头、眼睛和脊柱则必须有明显的重新定位。如果你躺在地板上做动作，你会惊讶地发现与站着做有多么不同，因为肩胛骨和胸部以及所有部位都会采用不同的运动方式。你会发现，这些动作是你从未学过的。

我们想要神经系统做什么？在几百年前，人类根本不知道自己有神经系统存在。如果你不知道它的存在，你可能不需要它。我相信，这就是神经系统的特质所在。动物知道它有神经系统吗？难道狮子或猎豹在完全不知道自己有神经系统的情况下，就不能比人类跑得更快吗？有多少人知道神经系统在哪里？关于神经系统，你有哪些知识？你是在什么情况下获得这些知识的？你不知道，我也不知道。事实上，从学习和成长的角度来看，好的神经系统意味着你并不知道自己拥有神经系统。一旦神经系统出了问题，你发现你想摸鼻子但摸不到，你就会对神经系统产生兴趣。

神经系统是地球上最珍贵的东西。水占大脑重量的 90%，脑组织是这个地球上最宝贵的组织，它在数量上比钴、铀和其他任何东西都要稀有，比地球上任何一种珍贵的东西都要少得多。它是如此珍贵，以至于上帝，或者大自然，或者创造我们的神，确保了我们没有人能接触到它，并把它放在我们的"保险箱"里。

也许是自然/神认为我们太愚蠢了。如果我们将一根手指插进脑子里去，神经系统就不能工作了。如果某些人的神经系统工作出现了障碍，则必须有人去打开头骨来检查一下——这对我们来说是最好不要发生的事情。换句话说，一个健康的神经系统并不是我们理解的那样，关于它，我们还有很多不了解之处。事实上，史末资元帅和我的看法差不多。这是一件非常重要且复杂的事，有很多东西需要了解和使用。

我之前讲了关于阅读的话题，下面，我会给你们讲一讲更震撼的东西——听觉和音乐。我们通常会记住旋律，还可以通过旋律来记住音符，记住很多唱出来的单音。我们习惯于1分钟读300个字，1分钟说300个字。如果我拿一个录音机，把你听到的东西呈现给你，显然你能听到。我建议你回家后找一个录音机，录下自己用正常的速度讲的话，之后倒带，再以2倍的速度播放，你会惊讶地发现，你能以加倍的速度理解你所听过的短语中的每一个单词。然后，找一个你从未听过的录音带，你会发现，你仍可以以2倍的速度听。我向你保证，拿着录音机，用10分钟你就能学会听并理解每一个单词，这和年龄是100岁还是20岁没有关系。这向你展示了，当你理解和探究人类大脑时会发生什么，就像我们在功能整合中所做的那样。

我们平时做事情时只使用了不到10%的能力，而在"建构我们的生命"这件事情上，我们会使用全部的能力，或者几乎全部的能力。但是我们在其他方面也应该竭尽全力。

期望你能实现自己的不宣之梦。

第二部分

访谈录

8

意象、动作与演员：恢复潜能

访谈者：理查德·谢克纳（Richard Schechner）、
海伦·谢克纳（Helen Schechner）
翻译和编辑：凯利·莫里斯（Kelly Morris）

理查德·谢克纳是著名的导演、教授和作家，他是纽约大学帝势（Tisch）艺术学院的教授、《戏剧评论》（*the Drama Review*）杂志编辑，也是一位活跃的戏剧导演。他最著名的作品可能是大量的关于表演理论的专著和文章，这些专著和文章被翻译成多国文字，拥有大量的读者。在本访谈进行时，凯利·莫里斯是杜兰大学戏剧系的一名研究生。访谈用英语进行，然而，本文是由莫里斯根据该访谈的法语文字版本翻译而来。

——编者

这篇关于费登奎斯动作训练思想和技巧的论述摘自他

的两篇文章,《身体表达》和《身与心》。这份材料中穿插着 1965 年 6 月理查德·谢克纳和海伦·谢克纳在特拉维夫对费登奎斯的访谈片段。费登奎斯会混用"身体意象"(body image)和"自我意象"(self-image);他声称在"自我"和"身心"之间没有明显的区别。我遵循了他的不太武断的用法。毫无疑问,本文由于过于简短,没有提供可用的(和实质性的)支持论证和数据。费登奎斯的关注点和实践显然适用于戏剧训练;而且,虽然他在这里没有提及,但他的确曾与以色列的哈比玛剧院合作过。

——凯利·莫里斯

身心一体

费登奎斯: 我的基本论点是,身心一体是客观的现实,身与心并不是以这样或那样的方式相互联系的,而是一个不可分割的整体。说得更清楚一点,我认为,没有运动功能,大脑就无法思考。也许正是语言在时间上的序列性特征,决定了我们的思考也具有序列性特征。我可以用下面的例子来证实这一点:①人们在思考从 21~30 这些数字时所花的时间,比思考从 1~10 的时间要更长,尽管 2 组数字的实际间隔是相同的。区别在于 2 个数字之间的时间间隔与大声说出相应数字所需的时间成比例。这表明,在想这些数字时我们实际上调动了发声器官。因此,一个最纯粹的抽象活动与肌肉活动是纠缠在一起的。如果没有充分调动大脑的运动功能,人类就无法觉察到代表思想的文字模式,也就无法清晰地思考。②黄斑视力(可以使我们看得更清晰)一次只局限于一个非常小的区域。在看书时，要清楚地理解我们所看到的内容，就要花时间用眼睛肌肉扫描所看到的区域。这里，我们再次看到知觉和运动功能的功能统一。③感觉。我可能会感到高兴、愤怒、害怕或厌恶。在我有这种感觉时，每个人一看到我就能辨识出来。哪个最先表现出来，运动模式还是感觉？我想强调的是，它们基本上是同一件事。一种感觉在通过动作表达出来之前，人们通常无法觉察到它，因此，只要没有身体的姿态变化，就没有感觉。

谢克纳：二元性的概念在戏剧和表演理论中根深蒂固，很难根除。你能否解释一下你所相信的身心一体的基础，以及它的来源和影响？

费登奎斯：哦，说来话长。关于这个问题，我用了10节课的时间来证明"除了思考的习惯，我们没有真正的二元性思考的基础"。如果没有身体的参与，人们根本不能对潜意识或意识进行分析。不改变面部表情，你就无法进行有效的分析，这说明它与肌肉有关。

谢克纳：但是持二元性观点的人说，这两者存在关系但不具有同一性。

费登奎斯：我也认为它们之间不具有同一性，它们本来就是一件事。我们的神经系统进行功能运作，表现在两个方面。如果你听一个人说话，你会看到他动作方面的表现，也会察觉到他心智层面的表达（他说话的内容）。让我们重复一下，通过姿势和肌肉状态，皮质的状态可以被直接清晰地展现出来——大脑皮质的状态与这些都是相互联系的。神经系统的任何变化都可以通过姿势和肌肉状态的改变清楚地表现出来。它们不是两种状态，而是同一状态的两个方面。

谢克纳： 你是如何发展出这种技术的？

费登奎斯： 我年轻时踢足球的时候十字韧带拉伤了。后来，在我生命中的艰难时刻，就是德国入侵法国期间，膝伤又开始困扰我，膝关节一直肿胀，使我不能走路。几年后，我去看外科医生。他为我检查了膝关节，拍了X线片，然后说：“你不能再这样下去了，你需要做手术。”我问：“手术有不成功的可能性吗？”他说：“成功和不成功的可能性大约是一半一半。”于是我说：“再见，这样的手术我就不做了。”他说：“你的膝关节不能再这样了。”

谢克纳： 你是怎么做的？

费登奎斯： 在我的膝关节出问题之前，我已经有30年使用膝关节的经验了。我花了很多时间来正确地使用膝关节，但最终我忘记了这个老的好方法。

谢克纳： 所以，你非常仔细地重建了你的动作？

费登奎斯： 是的，这是一个探索过程。我发现我十分用力地站在地面上，因为我害怕滑倒。其实是我让自己滑倒的，但我没觉察到这一点。我开始正确地使用膝关节，并发现了更容易地站和走的方法。

谢克纳： 这让你开始有了身体意象的想法？

费登奎斯： 不是的。在最开始的时候，我没有想到身体意象这一点。

谢克纳： 那你是如何开始有这种想法的？

费登奎斯： 在膝关节好了以后，有一天我踩到了香蕉皮，滑了一跤，之前的努力就白费了。这让我很震惊，因为在那之前，我以为我只会做自己决定要做的事。在踩到香蕉皮滑倒后，我发现，在摔倒的那一刻，我忘记了自己的理论，我做了一件错事。我像所有正常人那样摔倒了，事情就这样发生在我身上了，而不是按照我自己觉察的、我自己决定的那样发生。我意识到，我在无意识中做了一些动作，这些动作是我在危机中做出的。然后，我发现，大多数人都不知道自己在做什么，只是他们不知道自己并不知道而已。所以，我读了很多生理学和心理学方面的书，令我大为惊讶的是，我发现，人在用整个身体来行动的问题上，存在着无知、迷信和绝对的愚蠢，没有一本书能讲清楚人是如何运作的。

自我意象与现实

费登奎斯：每个人对自己的说话、走路和姿势习惯都有一种意象，这种意象似乎是个人的、不可改变的——这是唯一可能的方式，他把自己与这种意象等同起来。他对空间关系和身体动作的判断似乎是天生的，他相信自己只能改变做动作的强度或做动作的能力。但对社会关系重要的一切东西，都是通过长期的学徒式训练获得的，如一个人学会走路、说话，学会在画作或在照片中看到三维空间。正是由于出生地和环境的偶然情况，一个人获得了特定的动作、态度、语言等。

在改变生理或心理习惯时会有一些困难，部分原因在于遗传和个性，但主要原因在于"必须取代已经养成的习惯"。关于这一点，最好做一个简单的练习，这样你就可以真正地感受到我所描述的状况。

仰面躺下，在心里系统地扫描你的整个身体。你会发现，相对于另一些部位，你可以更容易把注意力集中于身体的某些部位。在某一个行动中，你通常会失去对身体的某些部位的意识，事实上，在行动过程中，某些部位几乎从未出现在自我意象中。

例如，闭上你的双眼，试着用两根示指比画出嘴巴的宽度。我们通常会发现，有些人会夸大或低估嘴巴的宽度，甚至达到300%的差异。仍然闭上眼睛，试着用双手比画出胸部的厚度，先是双手前后放置，之后用双手左右放置，最后是双手垂直放置。你会惊奇地发现，双手的距离会随着双手位置的变化而变化，每一次尝试都会出现不同的结果。距离的差异变化往往高达100%。

当自我意象与客观事实（或真实）之间的偏差接近100%时，就表明身体这个部位的行为通常是有缺陷的。举个例子：有些人以夸张的呼气姿势紧绷自己的胸部，在他们的自我意象里，胸部似乎比实际要厚2~3倍。相反，那些保持深吸气姿势的人，在他们的自我意象里，胸部的厚度比实际情况要薄。通过对整个身体的详细检查，尤其是骨盆和生殖器–肛门区域，我们会发现情况更令人吃惊。如果一个人仅仅用"习惯的行为方式"作为"自我意象"的替代词，他就能够理解改善某个特定行动的难度。自我意象的习惯性方式在一定程度上具有强迫性，使他不能以其他方式行动。他用一种习惯性的动作代替意图要做的练习，却没有意识到他并没有做自己想做的事。

因此，困难与习惯并不相关，而是与时间的顺序，也就是所形成的模式的优先级（这本身也只是一个偶然的产物）有关。那么问题来了，是否有可能改变身体姿态（包括新的举止习惯、不同的选择），不考虑个人过去的生活，使其像先前习得的方式一样充分地个人化呢？重要的是，要明白，我并不打算简单地用一个行动替代另一个行动（"静态"的改变），而是实现"动态"的行动模式的改变。

动作与姿势

费登奎斯：你能给好的动作下一个定义吗？

谢克纳：不能。在舞台上，我认为好的动作是适合角色的动作。与指出好动作好在哪些方面相比，辨识不好的动作更容易一些。

费登奎斯：是的，但是，当你说好的动作应该"适合某个角色"时，你并没有提供一个定义，你不能用一个宽泛的概念来教别人做出好的动作。

谢克纳：你觉得什么是好的动作？

费登奎斯："好的动作"是一个比较复杂的概念。它应该是可反转的。例如，我用手做一个动作，如果我能在轨迹上的任何一点停止、反转、继续或改变动作，它就会被认为是好的、有意识的、清晰的、随意的动作。

谢克纳：你认为好的表演的基本定义就是动作的可反转性吗？

费登奎斯：不仅是姿势（posture），还包括整个姿态（attitude）。演员应该能够停止、重新开始，或者做其他的事情。只有这样，他才能表演 10 个晚上，一个接一个，做同样的事情。可反转性是其中的一部分。另一件重要的事情是，身体应该保持一种行动的状态，在这种状态下，它可以不做任何预备动作。例如，假设我通常用双脚分得很开的方式站立，采用这个动作时，我可以保持稳定，但如果不先转移重心，我就无法行走。虽然这是定义上的"最佳姿势"，但我不能马上向前或向后移动。这是坏姿势的极端例子。现在，如果我站着，一条腿在前，背部弯曲，我当然可以向前或向后走，但是，如果有人让我跳，我不改变姿势就跳不起来。但是，如果我这样站着，不做任何准备就能跳起、弯腰、前后左右移动以及转身，那么，这个姿势就达到了良好姿势的基本要求。声音和呼吸也是如此。

谢克纳：当你谈论动作时，你会把它与声音、呼吸、眼睛、耳朵，甚至整个身体联系起来，你肯定也把它和整个心智联系起来。

费登奎斯：是这样的！它们是一体的。我与有机的人体一起工作。

意识和因反转性而致的重生

谢克纳：觉察隐含在可反转性之中吗？

费登奎斯：是的。当然，当你对一个动作完全有觉察时，你可以改变动作的强度、速度、节奏和柔和度。一个行为可以是反射性的、无意识的、自动的，也可以是完全有意识的和有觉察的。获得一种新的做事的方式需要个体觉察。当学习完成时，动作可能就变成自动的，甚至无意识的。原始的行为是反射性的，因此，"意识"或"觉察"除了作为活动的描述或限定条件外，没有任何意义。

谢克纳：这种觉察如何与身体意象联系起来呢？

费登奎斯：一个演员如果感觉不到自己相对于同伴位置的变化，他就没有真正的空间意识，他永远也无法重现之前的表演。他需要等另一个演员停下来，之后再进行自己的表演。

谢克纳：扮演某个角色的演员与他的身体意象的关系不同于日常生活中的人，他在模仿他人的身体意象，他必须事先知道它，但又必须看起来是自发的。我能否具体地问一下，你的方法对扮演唐璜或哈姆雷特的演员会有什么帮助呢？

费登奎斯： 他必须接受训练，以拥有流畅的行动能力，并理解该行动在现实中意味着什么。他不仅要能演哈姆雷特，还要能演女人。

谢克纳： 为什么觉察会提高一个演员与其他演员建立联系的能力？

费登奎斯： 觉察会帮助演员倾听他人。

谢克纳： 你如何教会别人觉察？

费登奎斯： 人类对于外部世界的首次觉察是通过嘴来完成的。相对于身体的其他部位，很多人更能觉察到自己的嘴、唇和舌头。在我们的文化中，对于身体其他部位的觉察都有偶然的意味，例如，有些人对自己的耳朵和听力完全没有觉察。问题并不是他们听不到，而是他们没有觉察到耳朵与嘴、听与说之间的关系。因此，他们听到自己声音的音频记录时，会完全不知所措，因为他们之前完全没有认真地听过自己的声音。在行动中觉察的能力是自己的骨骼和肌肉与环境接触时形成的，这与是否放松无关，因为真正的放松只有在什么都不做的情况下才能发生。觉察的目的是使自己变得健康、有力，做动作更轻松，获得优张力（eutony）①。减少紧张是必要的，因为有效的动作是毫不费力的。

---

① eutony 来自希腊语，可以翻译为优张力。在丹麦任教的格尔达·亚历山大（Gerda Alexander，1908—1994）将她自我发展的身体方法称为"eutony"，将其描述为"不断适应当下状态或活动的张力"，就像费登奎斯在这里和稍后的采访中使用的一样。费登奎斯很了解亚历山大。费登奎斯的方法与亚历山大的方法有许多相似之处，他显然是从亚历山大使用的术语 eutony 中获得的灵感。——编者注

在做低效率的动作时，人们会感觉到用力，这种用力会对一个人做得更多更好有负面的影响。为了提高运动的敏感度，人们在行动时必须逐渐减少无用的努力，没有这种敏感度，一个人就不能自我调节。韦伯－费希纳定律清楚地表明，在一定范围内，能够让人类感觉（S）差异的刺激（I）与整个刺激存在固定的比率：Change in S = K（change in I/I）or S = Log I + Constant。简单地说，如果你背着一架钢琴，一只苍蝇落在钢琴上，你将感觉不到任何额外的重量，但如果有一只大狗坐在上面，你就会注意到重量的变化。现在的问题是，需要加多少或者减多少，你才能感觉到变化？

谢克纳： 比例总是相同的。

费登奎斯： 对动觉来说，重量的感觉，大约是 1/40。所以，你看，如果你想感知差异（感觉到苍蝇），就必须减少刺激的数量（并且身背比钢琴更轻的东西）。所以，我让学生躺在地面上学习。除非必要的肌肉张力降低，否则，他们无法觉察到任何肌肉的张力的变化。

现在我们可以做一个小实验。将头慢慢向上抬起、向下低垂，以及左右转动。在做动作的过程中，将注意力放在左侧身体不同部位的空间定位与空间关系上（头与左肩、左锁骨、左侧脊柱……），你会发现，身体左侧会发生整体性的张力变化。

通过这个实验，我们可以得出以下重要结论：①当身体两侧对称地参与低头和抬头的动作时，只有在空间关系清晰和有觉察的一侧，身体才能体验到张力的变化、愉悦感和控制感。也就是说，身体的两侧都参与了动作，但只有一侧发生了变化。②这种变化发生在中枢神经系统的某个部分，因为身体某一侧整体上都受到了影响，但只影响了我们觉察的那一侧。③变化不会瞬间消失，而是会持续数小时或数天。持续的时长首先取决于我们对空间关系感知的清晰度，还有对身体两侧差异感受记忆留存的清晰度。

学习者可以仅通过观想的方式使身体的一侧达到另一侧通过执行动作而达到的效果——这更说明了神经系统变化形成的重要性。实际做动作时，我们要花费半小时或 1 小时才能产生效果；而系统地专注于从脚趾到头顶两侧的动觉感觉的差异（观想），当差异的感觉得到平衡时就结束了，只需要 2～3 分钟。也许最重要的一点是，无论一个人在开始练习时对他的头或脚的习惯性姿势感到多么满意，观想的方法都会让他产生一种对比，迫使他认识到，习惯性的自我认知离自我实际可能达到的程度有多远。

通过明智的选择和适当的练习，人们最终消除了自己在行动中采用的姿势所带来的习惯性限制。机械地重复一个动作对于身体意象的扩展和探索没有任何价值，只是肌肉重复用力而已。为了使自我意象得到发展、变得更清晰，必须专注于动作本身的每一部分、动作过程中的感受、整体身体意象，以及动作对身体意象的影响。只有不断地觉察和重新评估，我们才能获得新的行为、定向和调整。

仔细应用动作的"可反转"原则可以得到以下结果：①觉察到骨骼的排列和关系；②使整个肌肉结构的潜在张力降低，变得均衡；③减少所有动作的用力程度；④简化动作，从而促进所有的行动；⑤提高定向能力；⑥缓解疲劳，从而提高工作能力和持久力；⑦改善姿势和呼吸，从而改善整体健康和活力；⑧提高所有行动的协调性；⑨促进所有领域的学习，无论是身体上的还是精神上的；⑩得到更深刻的自我认识。

优张力

费登奎斯：大多数人没有意识到，他们的眼睛、嘴巴、腿和腹部有多少无用的紧绷。这种紧绷是有害的，主要是因为自我实现的强烈愿望取决于紧绷的程度。

谢克纳：换句话说，要真正集中精力，就必须不那么紧绷。这难道不是与斯坦尼斯拉夫斯基 ① 的放松理论（theories of relaxation）有关吗？放松理论认为，要想专注，就必须先知道如何放松。

费登奎斯：但不仅仅是放松，因为，如果你真的放松了，就什么都做不了！一个真正放松的人很难动员自己行动起来。我们想要的是优张力，这不是指缺乏张力，而是指消除过度的张力，引导和控制张力。这不是松弛无力，而是肌肉的紧张与重力所要求的张力正好是相同的。

谢克纳：如何通过学习得到这种完美的平衡？

费登奎斯：我们有一系列用之不竭的技术。我们采用非常小的动作。如果我让你躺下做动作，让你以非常小的幅度抬起头，比方说，抬起 0.01 英寸（约 0.25 毫米），然后再放下，快速地这样做 30 ~ 40 次，然后停止。之后，你会发现你的觉察会有令人难以置信的提升。

---

① 康斯坦丁·斯坦尼斯拉夫斯基（Constantin Stanislavski，1863—1938）发展了一种自然主义的方法来训练演员，这种方法在整个国际戏剧界具有高度影响力。他强调了身心训练和放松在演员教育中的重要性，指出"肌肉紧绷会干扰内心的情感体验"。

平足站立，抬起脚跟，之后再让身体的重量压回到脚跟。在以非常小的幅度做 50 次之后，你就会突然发现自己的站立姿势不正确。继续做。现在，试着走一走。你感觉到了什么？变轻松了吗？

谢克纳： 真的非常神奇，我感觉更轻了。

费登奎斯： 有些人一条腿比另一条短，但他们直到这么做动作时才发现这一点。当他们突然发现其中的一条腿更短，他们能做什么？如果你找人按压你的脊柱 30 秒左右，然后松开，你会发现这种方式改变了你的姿势，这种效果超过你训练 1 个月的效果。这是通过改变整个脊柱的肌肉关系而达成的。

谢克纳： 而你最终找到了在没有物理刺激的情况下达到这种效果的方法。

费登奎斯： 是的。你可以在不做任何事情的情况下恢复自己身体的组织。

谢克纳： 假如演员学习发展他们的意识和自我意象感，他们往往会觉得，如果失去了自发性，就会失去艺术性。

费登奎斯： 如果你仔细想想就会发现，我们所说的自发性只是无须思考而已。一个演员究竟怎么可能是自发地表演呢？

谢克纳： 嗯，他们想保持"第一次的幻觉"，想感受他们所说的"自由"。

费登奎斯： 但是，如果他们没有觉察到自己在做什么，他们就无法做到。那些宣称自己做到的演员，只是在某一天有很糟的演出，隔天又有了完美的演出而已。

谢克纳：你知道李·斯特拉斯伯格 [1] 的工作吗？

费登奎斯：是的，我知道。

谢克纳：你们之间发生了什么吗？

费登奎斯：斯特拉斯伯格想让我去教学。他说如果我愿意去他那里做教师的话，他会在以色列开一所表演学校。我去过他的演员工作室，他把我介绍给那里所有的人，我们谈得很开心。

谢克纳：那是多久以前的事了？

费登奎斯：4 年前。

谢克纳：你们没有合作？

费登奎斯：没有。

谢克纳：他在演员工作室做的工作，似乎与你做的这类工作完全相反。

费登奎斯：我看了很多次演员工作室的工作。我喜欢。以我的观点来看，我不认为它是理想的，但我对斯特拉斯伯格的方法很感兴趣。

谢克纳：至少在美国，它还没有产生一种可靠的表演风格。演员可能某一天晚上表现非常好，第二天又非常糟。你喜欢斯特拉斯伯格，这让我很惊讶，因为他工作的方向是缺少意识，而不是走向意识。

费登奎斯：我是一个有趣的人。我喜欢他的工作方法，但这并不意味着我赞同它。他的整个技术都是有缺陷的，我相信，如

---

① 李·斯特拉斯伯格（Lee Strasberg，1901—1982）是"方法表演"的开发者之一，并在纽约创建了演员工作室，这是一所享有盛誉和影响力的表演学校。在表演方法上，他主张演员们利用自己的情感和记忆来刻画一个角色。

果用我的方法纠正它，他会得到更好的结果。你看，他对演员的要求是有限的。但是，当演员受到良好的训练，觉察到自己的身体、嘴、眼睛、意志，并且外界和内在有充分的接触时，他就可以选择自己的方式表演。

谢克纳：你所做的就是人的基本训练。

费登奎斯：是的。我们的大脑皮质的某些部分在任何时候都是活动的。必须减少的正是对这些部分持续的刺激。韦伯－费希纳定律适用于声音、光、气味、触觉等任何东西。光的指数大约是 1/180，声音的指数约为 1/200。这意味着，如果你点亮 100 盏灯，然后关掉 1 盏，你就会觉察到。但是，如果点亮 1000 盏灯，关掉其中的 1 盏，你就觉察不到。因此，平衡大脑皮质的意思就是将所有的兴奋点的活动水平降低到正常活动水平。在这个过程中，你会发现，没有抑制就不可能兴奋。在减少兴奋的同时，你的抑制也减轻了。当你平衡大脑皮质时，你会把大脑带到一种状态，有些人称之为"涅槃"或"极乐世界"（nirvana），我们称之为"优张力"状态。突然，你的大脑变得安静，你看到了你之前从未见过的东西。如此，制造新组合的可能性（以前被抑制）就得以恢复。这项技术的巨大价值在于，它通过减少特定肌肉群的紧张程度，提供了对整个自我意象的有条不紊的研究，并通过研究改善了自我意象。这项技术清楚地表明，自组织的缺陷是由于自我发展受阻所致。纠正这些缺陷的构思和体验不是治疗疾病，而是使身体的各个层面恢复生长和发展。

谢克纳：这些组合都是合理的，就像旧有的组合一样真实？

费登奎斯：是的。可能有过之而无不及。当你的结构能够达到身体的极限时，你会重新发现你自己，你就会得以重生。

恢复潜能

全面改善骨骼的动作习惯可以充分发挥解剖结构的全部潜力。我们通常会将身体的限制归咎于缺乏柔韧性，但实际上是由于习惯和缺乏意识而导致的肌肉收缩和短缩。这些习惯导致变形和引起不平衡的动作。骨骼和关节的退化会自动对肌肉产生新的限制，以避免疼痛和不舒服的动作。于是，恶性循环开始了，最终可能引发骨骼、脊椎、椎间盘变形，身体提前衰老，活动范围缩小、种类减少。经验告诉我们，年龄对这种限制的影响很小，执行所有骨骼和解剖结构允许的动作的能力可以让我们得到修复。

60 岁以下，理性、健康、没有严重疾病的人，可以根据年龄练习适宜的小时数，就可以获得明显的修复状态。除此之外，智力和欲望也决定了练习时间的长短。

谢克纳： 这种可能性令人兴奋，因为戏剧是唯一需要重新创造人类的艺术，我指的是完整的人类。

费登奎斯： 是的。

谢克纳： 你说，在这些练习中，有一些是回到基本的人类行走，只凭一个人的行走特点就能将其与另一个人区别开来。对演员进行这种训练其实就是使他达到一种中立性。如果没有这种中立性，演员就没有足够的意识去理解角色的特殊性。所以，你的想法是达到一种中立性，从任何方向都有可能做到。

费登奎斯： 是的。你会发现你可以做到。

谢克纳： 人们在意识扩展方面有很多探索，似乎这是一种处理同样业务的更系统的方法。也许"中立"不是一个正确的词，而是一种更广泛的意识，它实际上会转化，而不仅仅是将人带回中立。

费登奎斯： 事实上，与中立的想法大不相同，我所说的一般原则是将未经训练而进化的运动皮质带入一种均匀的兴奋状态。现在，如果正常的大脑皮质是在没有训练的情况下进化的，那么它会从人体的所有可能性中——比如从70种可能的语言中——选择1种。其他的组合去哪里了呢？在运动皮质中有固定的联系、固定的模式，而以前就存在的可能性却已经受到限制和阻止。其实，你已经把它们连接成固定的模式，就是这样。

谢克纳： 所以，我们其实是在谈论潜能。

费登奎斯： 完全正确。我想，中立只是为了让你摆脱专业的束缚。

谢克纳： 现在，就一般人而言，这将使他"更像自己"？

费登奎斯： 是的，当然。

谢克纳： 这会令演员或舞者为角色呈现出他想要的任何特征？

费登奎斯： 是的，非常容易做到。如今，你可以看到一种现象，比如，一个演员扮演一个驼背的人，说话却像个"小白脸"，因为他感觉不到体态和说话之间有任何联系，他想要一个"好"的声音。大多数演员，不管扮演什么角色，都用同样的方式说话。如果你把这些角色说的话录下来并回放，无论他说什么或扮演什么角色，你都会听到同样的节奏，这让我觉得很无聊。

谢克纳： 你和阿哈龙·梅斯金①谈过，他说瓦赫坦戈夫②和斯坦尼斯拉夫斯基和你有同样的意图是什么意思？

费登奎斯： 他说，他现在才意识到他们所说的话的意义。他们经常举例子，但无法教授他们想要表达的东西。

谢克纳： 那是因为他们没有一个系统的方法吗？

费登奎斯： 因为他们自己没有身体觉察，他们不知道怎么做。如果我开始告诉你这个动作是错误的，我会用每个人都会尝试的规则、方向和定义说服你。100个人、1000个人都会同意那是对的，或者那是错的。但对于斯坦尼斯拉夫斯基和其他人来说，如果他说什么是对的或错的，那只是他自己的印象。他常常是对的，因为他是个伟大的人。

谢克纳： 你打算在剧院工作吗？看到一代演员，10个、15个或20个演员在这方面接受全面的训练，将是非常有趣的。

费登奎斯： 你看，我现在参与的事情太多了，除非外界有要求……

　　我联系了理查德·谢克纳，询问他对费登奎斯和采访内容的回忆。以下就是他在2010年4月10日的回答。

---

① 阿哈龙·梅斯金（Aharon Meskin，1897—1974）是以色列一位著名的演员。他在20世纪40~60年代经常在百老汇演出。他和费登奎斯是非常亲密的朋友。费登奎斯选择在特拉维夫安家，部分原因是可以住在梅斯金附近。

② 叶夫根尼·巴戈罗维奇·瓦赫坦戈夫（Yevgeny Bagrationvich Vakhtangov，1883—1922）是俄罗斯一位富有传奇色彩的戏剧导演，他创造性地运用了斯坦尼斯拉夫斯基的技巧，并与其他方法相结合。

　　我记得摩谢，也许这个记忆是错误的——应该是在 1965 年，我第一次去以色列的时候。我记得摩谢是一个胖乎乎的男人，体形圆圆的，不高，面带微笑，说话很快，对自己和生活充满热情、自信，拥有富有感染力的乐观精神。他似乎认识以色列的每一个人。我去见他，是因为我长期遭受背痛的折磨，下背部疼痛有时使我难以行走。在以色列期间，我的背痛发作了一次，当时我几乎一动都不能动。有人建议我去看摩谢·费登奎斯，有人告诉我："他可以帮助你，他知道一切。"

　　所以我去见了摩谢。我们先交谈了一会儿。他看了看我走路的情况，然后，建议我练习用双手和双脚爬行，同时将屁股撅起来，而不是用手和膝关节。他让我在地板上那样爬行，就像四足动物走路一样。"这将帮助你。"他说。我记得他说的是英语，但带有欧洲口音，可能是德国口音。但把他的话听成德语（不是希伯来语）可能是因为我知道他的名字是"费登奎斯"，这像个德国人的名字。

　　不管怎样，我按照摩谢的指示在房间里"走"了几分钟。令人感到惊奇的是，我的痛苦几乎完全消失了。"你每天早上起床时都这样做。"他说。我做到了，而且我的背部此后再未有过这样的疼痛。有时，我会像动物一样用手和脚走路，但大部分情况下，我不再用摩谢教我的方式走路了。1971 年，我第一次去印度向一位伟大的老师克里希那马查（Krishnamacharya）学习瑜伽。直到现在我还在练习瑜伽，我的背部一点儿也不疼了。

　　在摩谢"修理"我的背部后，我们开始交谈。我不记得是在那次治疗之后，还是我采访他之后，我们一起从特拉维夫来到了耶路撒冷。我记得摩谢问我是否愿意和他一起去耶路撒冷。我告诉他我必须去耶路撒冷，他说他会带我去，至少陪我去。当然，我愿意和他一起去。我认为，我必须去耶路撒冷参加那些最初把我带到以色列的会议。我想这是国际戏剧协会（International Theatre Institue，ITI）的一次会议。当我问摩谢打算如何从特拉维夫到耶路撒冷时，他回答说："我们走路去吧。"但是，我对他说："这是一条很长的路。""别担心。"他高兴且自信地告诉我，并给了我一个大大的微笑。于是，我们走到大街上，开始步行。

我永远不会忘记接下来发生的事。每隔几分钟就会有一辆车停在路边，车上的人会和摩谢说话。他们都认识他。我相信，他们在问他是否想搭便车。他似乎在以色列各地都很有名，至少在特拉维夫是如此，而且他还以长途跋涉而闻名。我们边走边聊，过了30分钟或45分钟，甚至更久，每隔一段时间就会有一辆车停在路边问摩谢是否想搭车。最后，他接受了一次搭便车的邀请，我们两人都上了车，坐车去了耶路撒冷。让我印象深刻的是，有很多人认识摩谢，同时，我也对社区意识，甚至是家庭意识印象深刻，这是我当时在以色列的感觉。

不知为什么我会得出这种结论：在一个非常深的层次上，他和我很合得来。我是一个31岁的年轻人，我不知道当时他多大了，但在我看来，他又老又聪明。他帮助了我。我觉得我和他联系很紧密，在45年后我仍然觉得如此。我们见面的时候他61岁了，年龄大约是我的2倍。

9

再访费登奎斯：紧张、天赋和童年的馈赠

访谈者：乔安娜·罗特（Joanna Rotté）

乔安娜·罗特博士是剧场表演学教授，一个活跃的作家、演员和导演，在维拉诺瓦大学（Villanova University）教授剧本分析和动作。在 20 世纪 80 年代初期，她于美国马萨诸塞州的阿默斯特主持了这场访谈。这篇访谈 1998 年刊载于《新剧场季刊》（*New Theatre Quarterly*）。

——编者

在摩谢·费登奎斯去世前几年，也就是他 80 岁的时候，我在马萨诸塞州阿默斯特汉普郡学院的校园里采访了他，当时他在那里举办为期 9 周的费登奎斯方法的教师培训……

当我见到费登奎斯时，他的姿势和姿态显得很舒适。他的肩

膀看起来很放松。他的步态如同一把扫帚，紧贴着地板。他穿着武术风格的黑色棉质长裤，一件不长但严实的、印度风格的白色衬衫，脚上穿着黑色的中国式布鞋。他的姿态表现了他的意图——恢复每个人的人性尊严。

我请他谈谈他通过身体理解心理的实践：为什么强调用动作来教会身体重新编辑大脑程序？

费登奎斯： 每个演员都知道动作的重要性。关于动作，最重要的是，他能走路吗？他能自己站着吗？他能自己上厕所吗？他能看到左边和右边吗？他能听见吗？换句话说，你怎么能想象没有动作的生活？显然，这是最普遍的事情，也是所有人都拥有的最重要的能力。如果一个人根本不动，不呼吸，没有心跳，没有反胃，没有大便，那他肯定是死了。

乔安娜： 你的教学是针对普通人的，通过动作来提高他们的觉察能力，但是普通人已经可以走路、站立和转身……

费登奎斯： 哦，那是他认为！

乔安娜： 也许还不够好……

费登奎斯： 这不是"好"或"不好"的问题。我对人走得好或不好不感兴趣，而是对他这个人感兴趣。一个人走过来对我说"我的姿势不好"，或者他走过来说"我的呼吸不好"，人们都来找我。我从来不问他们哪里不好，也从来没有告诉过任何人"你的姿势不好，你的眼睛是斜的，头是歪的"——这不是我要关心的事。

所以，普通人可以相信自己的姿势是好的，但依然可以开始采取措施，改善他们对自己姿势的感觉——你的感觉，仅此而已。你的姿势要改变，使之成为一种对你来说感觉良好的姿势。你觉得你的呼吸像你想要的那样完美吗？你的视力还好吗？

乔安娜： 我的视力不怎么好，但我的呼吸还好。

费登奎斯： 好，就说这一点。如果你问别人哪里不好，他们会说："我的声音不太好。"人们经常会抱怨——普通人都会抱怨。如果普通人感觉良好，他们就不会去慢跑了。美国有数百万人在慢跑，他们为什么慢跑？

乔安娜： 为了让自己感觉更好。

费登奎斯： 因为他们感觉不好，他们觉得自己很笨拙。顺便说一句，他们慢跑也没那么好。很少有人能通过慢跑提升自己，所以，这里有一个相关的问题：你游泳游得好吗？你游泳能和马克·施皮茨①一样好吗？

乔安娜： 不能。

费登奎斯： 为什么不能？因为你是一个普通人？

乔安娜： 训练不足。

费登奎斯： 只是训练吗？有很多人进行游泳训练，但没有人能游得像马克·施皮茨那样好。

乔安娜： 渴望不够。

费登奎斯： 一般人都会放弃！所以，你看，普通人实际上是最有趣的人，因为45亿普通人中没有人或很少有人对自己的存在

---

① 马克·施皮茨（Mark Spitz），美国著名游泳运动员。他是继芬兰长跑名将帕沃·鲁米（Paavo Nurmi）、苏联体操选手拉里莎·拉蒂尼娜（Larisa Latynina）之后，第三位获得9枚奥运金牌的运动员，先后35次打破自由泳和蝶泳的世界纪录，人称"飞鱼"。他还是国际奥委会授予的5名"世界最佳运动员"之一。——译者注

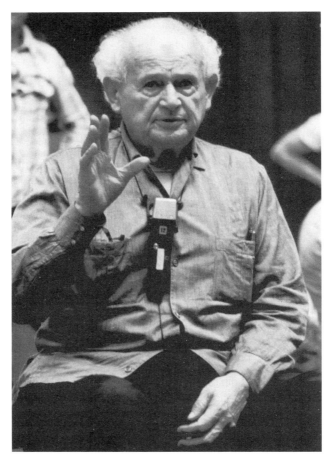

费登奎斯在教学中，摄于 1981 年

感到满意。但是，普通的男男女女都无法理解自己的问题。他们有了麻烦，要么自己放在心里，要么接受心理治疗，或者阅读有关整体健康的书籍，并尝试自己做一些事情，或者去找会几十种不同治疗方法的专业人员。

因此，普通人实际上知道，他们并没有充分发挥自己的天赋和潜力，他们觉得自己可以做得更好。所以，你看，不是"我希望"普通人身体健康、姿势端正，我不知道"正确"的姿势对他意味着什么。如果我按我喜欢的方式摆好你的姿势，你可能会觉得很糟糕。我必须让你的姿势符合你的感觉，成为你想要的姿势。

乔安娜：这就是你所说的"每个人都有一个正确的自我意象"的意思吗？

费登奎斯：是的，每一个人都有他自己的天性。

乔安娜：正确的意象无法来自自身之外？

费登奎斯：是的，不能。因为如果可以的话，人早就有自我意象了。

乔安娜：在一个人身上，被人认为他应该有的社会形象和他正确的自我意象之间是否总是会有冲突？

费登奎斯：在我们的社会和文化中，这是不可避免的。但是，有一些人类学家发现，世界上只有极少数非常小的社区的人不是这样的，他们没有遇到过大型国家发生的大问题，而大型国家的解决方案并不简单。

乔安娜：所以，对于个人，你的方法是通过动作使他得到正确的自我意象？

费登奎斯：是的。因为没有动作，我们就无法知道自己想要感觉什么。

乔安娜：你告诉我们，导致一个人远离正确的自我意象的一个关键因素是其痛苦的经历。

费登奎斯：是的，人们大多数的问题都是由疼痛引起的，无论是牙痛、眼睛痛、脖子痛、耳朵痛还是胃痛。

乔安娜：或者是社会性的痛苦，或者是来自父母的痛苦？

费登奎斯：是的，情绪性的痛苦对孩子伤害很深。可以这么说，它会让人失去所有自信，甚至认为自己不值得自立于世。

乔安娜：但是，我怎么知道我什么时候在展示正确的自我意象呢？

费登奎斯：实际上，说"正确"这个词是不对的。你能明白吗？了解这一点可以帮助你理解这个问题。你不会被赋予一系列规则，例如你必须像这样，把头这样，手这样，脚这样，然后你就会没事了。那是疯狂的，不是吗？

如果我想帮助你使你感到舒适，我必须让你进入一种你认为正确的状态。你所处的状态必须使你变得更有效率，能更直接地表现出你的意图。你必须得到帮助才能进入一个神经系统良好的状态，但不需要知道你有神经系统。

例如，如果你想好好看看我，你就看吧。在这一点上，你不需要知道你有神经系统，你只需要对焦并按下一个瞄准按钮。但是，如果另一个人想好好看我，但他颈部有震颤，那么他知道，他有震颤和神经系统，他会去神经科医生那里找出他的神经系统的问题。换句话说，一个组织良好的神经系统应该是一个你不知道自己拥有它的系统。

健康运作的神经系统能够通过内在驱动力或对外部事件的反应，使你轻松、舒适、优雅地完成任何你想做的事情，而不是为了完成一个动作而需要做5个动作。我的目标是对一个人进行自我教育，使他不再对自己吹毛求疵。但是，如果一个人像这样坐着（俯身向前地坐着），就算我和他谈个10年，告诉他应该坐直，他也做不到。他不明白我的意思。

那么，一个人要如何才能觉察到呢？你可以从这样开始。向

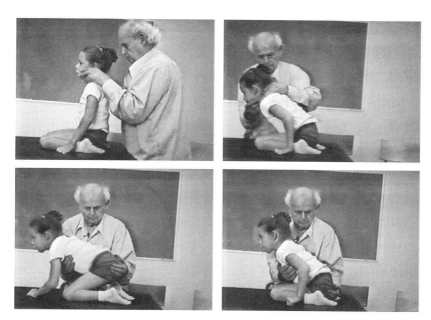

费登奎斯与一名儿童共同处理身体问题，摄于 1981 年

前伸展两只手臂，看看它们的长度。哪只手臂更长？你可能会说
"那只更长"。现在，你想把它变短吗？或者你想把短的那只变长
一点吗？如果我调整一下你的头，现在，你看，较短的那只手臂
变长了。所以，我可能会说："看，如果调整你的头使较短的那只
手臂变长了，也许是因为你实际上一直把头偏向另一侧，所以你
之前以为那只手臂更长。"

　　由此，你会发现，你的头只移向一侧，而另一侧脖子僵硬，
根本不动。现在，如果你是一个普通的健康人，怎么会这样呢？
你在哪里学会了把头移到一侧而不是另一侧？你可能会说："我的
眼睛总是一只比另一只好。"我会说："哦，是吗？是你的眼睛吗？
好吧，让我们闭上眼睛看看。"你会发现，如果你把眼睛慢慢向脖子僵硬的一侧移动，你僵硬的脖子也动起来了。

现在，让我们看看，如果我让这个人从椅子上起来，他会做什么。看，因为他坐在这一侧，他会从这一侧起来。他只能用这条腿站立，只能从这一侧起身。所以，我会说："你要如何从另一侧站起来？你会怎么做？"然后，他在试图从另一侧起身时会发现，他另一侧的臀部根本没有坐在椅子上，他的头是倾斜或扭曲的。他不知道他另一侧的臀部是悬空的，没有坐实。

换句话说，大街上的普通人都会遇到小问题，比如，他一侧的肩膀耸肩。如果仔细观察，你会发现，是一台非凡的机器——人脑和他童年的环境，以及他对老师和父母的误解——使这个孩子的身姿变得歪斜。当他发现自己的姿势不好时，他才突然意识到自己受到了伤害。他的姿势不好，是因为他没有意识到自己是如何站着、坐着、走路，以及如何保持自己的。他的身姿因长期的习惯而歪斜。

乔安娜： 比方说，如果骨盆的一侧抬高，那么对侧的肩膀也会抬高，以达到平衡……

费登奎斯： 是的，不会有别的。

乔安娜： 那么，不平衡是从哪里开始的，骨盆还是肩膀？这对你重要吗？

费登奎斯： 它从来不是从骨盆或肩部开始的，不管它在哪里或是什么，它都始于大脑。

乔安娜： 所以，你对纠正身体的这一部位或那一部位并不感兴趣？

费登奎斯： 我对纠正任何人或他们身体的任何部位都不感兴趣。我要告诉你一件事（用他的拇指尖碰他的小指尖），你会发现这是人类特有的一个动作，没有动物能做到这一点，猿类也做不到，因为猿的拇指在侧面。现在，试着分开我的手指。如果你不能触碰和握住这些手指，你肯定没有充分利用人类的能力、实现你执行意图的能力。如果你走进一家精神病院，观察那些精神分裂症病人，你会发现，他们中很少有人能把这些手指连在一起。能这样做的人是那些想要这样做并有能力去做的人，也就是说能正常行动的人。如果我想站起来，我就起来。

但是如果有人想站起来，却花了半个小时，那他拥有一个什么样的神经系统？

乔安娜：虚弱的神经系统。

费登奎斯：一般人只使用了自己能力的 10%。

乔安娜：你认为饮食是影响一个人的觉察发展的因素吗？

费登奎斯：当然。如果你吃了毒物，就会有影响。

乔安娜：毒物是否因人而异？

费登奎斯：有些毒药会杀死人——几滴氰化物就可以了。饮食无疑是有影响的。

乔安娜：数量还是质量？

费登奎斯：两者都有。数量，当然有影响。质量，当然也有。如果吃 1 周烂番茄，你就会看到质量的影响。

乔安娜：我听过一种说法，在孩子出生的那一刻开始儿童教育，就已经太晚了。

费登奎斯：这当然是对的。因为，当孩子来到这个世界上时，他已经能听得到声音了。再过几个小时或几天，他就可以看得到了，可以流汗和哭泣了。他在哪里学会的？在母体子宫里。否则，婴儿怎么能一出生就会呼吸？原来他在水里，然后，他出生，第一次接触空气时，他发出原始的叫声，呼气，吸气。显然，他已经接受过训练来完成这些。

事实上，我们现在知道，胎儿实际上是把一些羊水吸入肺部，然后使其反流。当他出生时，羊水被吐出来，空气被吸入，就开始了呼吸。肺已经有了弹性，一切都已经形成，体内已经有了血红蛋白，血液通过它吸收氧气和释放二氧化碳。

乔安娜：那么，艺术的觉察或意识是如何发展起来的？

费登奎斯：大家都知道，曾经的阉人唱诗班十分有名，他们的声音很高，但很女性化，就像女高音。他们的音乐作品是梵蒂冈的财产，从未出版过，所以，没有人知道这些音乐。但我们知道李斯特当时在梵蒂冈听过后，回家就能写下这些音乐。据说莫扎特也可以。

因此，很少有人能听一首冗长的赞美诗、祈祷或乐曲，然后回家用乐谱把它写下来。许多人甚至记不住一首曲子，或者只记得整个《第九交响曲》的嗒嗒嗒嗒声。但贝多芬有一种非凡的音乐意识，他耳聋的时候也能创作。当然，意识、觉察和清醒是3件不同的事情。

乔安娜：天赋是如何来的？你认为天赋是天生的还是后期发展而来的能力？

费登奎斯：如果你能在3岁的时候发现天赋，告诉我这个孩子将成为一名将军，而那个孩子将成为一名数学家，那么我就知道天赋是什么意思了。我们谈论天赋，是在天赋出现在一个人身上的时候，而不是在它出现之前就说这个人有天赋了。50年前，甚至20年前，没有人会说我会做动中觉察训练或做演讲。那么，这是天赋吗？我们所说的天赋是什么意思？某个人是有天赋的音乐家，他是在什么时候成为有天赋的音乐家的？

我不确定是什么时候，只是音乐对他一直有吸引力。这位有天赋的音乐家最初一定是被音乐的某种表现形式所吸引的。他一定喜欢音乐，音乐使他感到很舒服，而且他可以为音乐发展出一种能力。

乔安娜： 什么时候被人发现呢？

费登奎斯： 什么时候天赋才被称为天赋？这似乎是来自外界的承认，某个有见识的人看到了这种天赋并给它命名。

乔安娜： 它有可能被摧毁吗？

费登奎斯： 可能无法完全摧毁。"天赋"是成人发明的一个词，用来描述一种品质，一旦它存在，每个人就都知道它存在了。因此，天赋不是与生俱来的东西。

乔安娜： 你是说，天赋来自孩子在环境中所接触到的东西？

费登奎斯： 天赋不是天生的。人类唯一天生的东西就是身体的组织和能够学习的大脑。天赋是培养出来的。没有 10 年或 20 年的钢琴演奏经验，你不可能成为一名有天赋的钢琴家。只能说，要想在某件事上有天赋，你必须对它感兴趣。你如果对音乐不感兴趣，就没有耐心，也没有时间像许多有才华的钢琴家那样，每天练习大约 10 个小时。

乔安娜： 某人在一个落后的国家长大，没有任何乐器，在 16 岁的时候出去研究弹钢琴，这是可能的吗？或者你认为，一个人要成为一名音乐家，在他成长的过程中，家里必须得有一架钢琴吗？

费登奎斯： 如果某人在 16 岁之前没有学过汉语，除非他要去中国生活，或者由于某种原因需要懂汉语，否则他永远也不会学汉语。钢琴也是一样。如果一个因纽特人出生在冰屋里，出生后从未听说过或见过钢琴，然后你在他 16 岁的时候把他带到茱莉亚音乐学院，你会发现，没有老师会答应教他。老师会认为这是浪费时间。

乔安娜： 如果孩子是 7 岁，会有什么不同吗？

费登奎斯： 没有什么不同。对于这个孩子来说，7 岁被带到茱莉亚音乐学院已经太晚了。这个孩子被带到茱莉亚音乐学院，看到这些人在摆弄小提琴，那些人在演奏铜管，其他人在打鼓，他可能会被逼疯的。他会逃跑，并说"他们是一群疯子"。

但他可能对声音很敏感。他能察觉到一只北极熊在冰上的移动，这是茱莉亚音乐学院所有人都无法察觉的。他不会被称为有天赋的音乐家，但如果他出生在这里，他可能会成为音乐家。顺便问一下，你想一想，一个有天赋的音乐家的内心深处是否也渴望让听众听到他的声音？为什么一个有天赋的音乐家想要一个听众？为什么他不能学弹钢琴，然后去海边为自己演奏呢？

乔安娜： 他渴望表演，想要与公众接触。

费登奎斯： 一个有天赋的钢琴家，必须有一个能理解他的听众。否则，他将无法维持十几年的练习。如果没有公众对听钢琴曲感兴趣，谁会制造钢琴呢？当有人能弹得让公众感兴趣时，他就有潜力发展成为天才，并得到很多钱，等等。钢琴家需要这个。

乔安娜： 而且他需要一个听众。

费登奎斯： 那个因纽特小孩不会意识到他需要一个理解他的听众，不会理解你对他弹钢琴的要求，他为什么要每天折磨自己十几个小时，除非你把他介绍给公众，教育他，让他成为一个大都市里的孩子。7 岁开始学这些可能已经太晚了，即使你请教很多精神科医生，或许他们也不知道该怎么处理这个孩子。

乔安娜： 你如何看待印度人的因果报应观念，认为一个人的前世对他今生的发展有一定的影响？

费登奎斯： 我不相信这个。我对我不知道的事情没有什么想法，我不去做那些我无法知道的事情。关于那些不可能知道的事情，我知道的和你一样多。我知道的和那些声称自己知道的人一样多，但他们也不知道。

乔安娜： 如何看待遗传对一个人的影响呢？

费登奎斯： 遗传可以很好地定义。遗传也意味着，如果你出生在日本，是那个国家的居民，那么，你就会以日本人看问题的方式看世界。

乔安娜： 你的意思是说遗传不只是生理上的？

费登奎斯： 不只是生理上的，大脑组织也牵涉其中。这就是大脑的能力，它的学习方式，它可以学习多少，它有什么样的记忆力，都是会遗传的。

乔安娜： 在孩子的成长过程中，父母扮演了什么角色？

费登奎斯： 我能说什么呢？如果我们没有父母，我们会没事的。但你想一想，大多数人实际上有父母比没有要好得多。父母对自己的孩子做了两三件疯狂的事，这些事他们做得是不对，但一般来说，他们不会故意做错事。他们自己可能有点疯狂，因为他们以前也被自己的父母错误地对待过。

一个母亲能对一个孩子做多少错事？她会对孩子说"小心点"或"别那样做，你这个傻瓜"之类的话。她在行为上可能有 15 个缺点，但是你知道怎样才能让一个人活到 20 岁吗？她有多少个不眠之夜去处理她的婴儿的拇指、牙齿、腹泻和儿童疾病？她设法把他送到学校，给他穿上衣服。即使你有不好的父母，他们对你做的不好的事也只是其所做的好事的 1%。但这 1% 就像在劳斯莱斯的发动机中放一勺沙子一样，一勺沙子会毁掉一辆劳斯莱斯。这就是父母。

10

费登奎斯与柔道

访谈者：丹尼斯·莱里（Dennis Leri）

　　这个访谈是在 1977 年旧金山费登奎斯方法教师培训计划期间进行的。整个谈话的气氛是非正式的、开放的。主持采访的丹尼斯·莱里是费登奎斯最初的美国学生之一，并已成为他那一代最受尊敬的费登奎斯方法教师之一。他长期练习武术，包括合气道、北派武术和陈式太极拳。与丹尼斯一同进行访谈的还有米娅·西格尔（Mia Segal）、罗伯特·沃尔伯格（Robert Volberg）、弗兰克·怀尔德曼（Frank Wildman）、安娜·约翰逊（Anna Johnson）、杰瑞·卡森（Jerry Karzen）（他们都参与了正在进行的费登奎斯方法教师培训）和查尔斯·奥尔斯顿（Charles Alston，一位杨式太极拳老师）。这篇文章最初发表在 1986 年的《费登奎斯杂志》（*The Feldenkais Journal*）上。

——编者

丹尼斯：你可以聊一下自己在武术方面的经历吗？

费登奎斯：哦，这方面的经验可以写成一本书，一本非常棒的故事书。如果简单地描述的话，大致是这样的：你们都已经知道了，我在青少年时期就去了以色列，确切地说，那时候还不能叫以色列，是巴勒斯坦。当时的巴勒斯坦由英国托管。在政治上，英国人非常擅长使用罗马人发明的规则——分而治之。通过这种方式，他们可以占领一个地方，但不需要使用百万兵力。英国人要做的就是，告诉X先生"Y先生是如何说你的"；或者对X先生是一套说辞，对Y先生是另一套说辞。那么，也许5周之内两方就开始互咬，并一直持续下去。英国人只需要说你（X先生）是对的，或者你（Y先生）是对的，或再说你（X先生）是对的……（众笑）通过这种方式，他们统治了巴勒斯坦25年，且不需要花任何费用，但本质上却是血的代价。谁的血？互相残杀的人的血！他们在印度也做了同样的事情，甚至在全世界都是这样做的。当然，不止英国人这么做，所有统治其他国家的人都这么做，这是全世界通行的统治方法。英国在巴勒斯坦就是这样做的。犹太人和阿拉伯人之间的麻烦一直持续到今天，但我认为他们之间的仇恨是由英国人煽动的。其实，在历史上，犹太人和阿拉伯人就像表亲一样生活在一起。在我们文化的黄金时代——迈蒙尼德时代（the Maimonides Era），生活着我们最伟大的诗人、阿拉伯最伟大的诗人和数学家。迈蒙尼德用阿拉伯语写了一些书，也用希伯来语写了一些书。阿拉伯人也懂希伯来语。那是犹太人和阿拉伯人的黄金时代，他们从来没有争吵过。但是，后来英国人来了，他们在犹太人和阿拉伯人之间制造了一种两千年来都没有过的仇恨。当我到达巴勒斯坦的时候，我们只是一小群人……

如果我一直这样讲下去，这个故事可以讲 2 天。英国人在制造了麻烦后，犹太人和阿拉伯人开始互相攻击，但在双方真正打起来时，英国人从不干涉。他们会派警察去讲和，但警察更关心的只是他们的马，而不是流血。他们会来到城郊，在那里停留 2 个小时喂马。等他们进城的时候，双方可能已经死了 50 几个人。然后，他们会用武器解除那些人的武装……

当时，有很多像我这样的年轻人——那时我 16 岁，我们都认为自己死定了，因为如果这些英国人不出现在这里，我们也不会与阿拉伯人为敌。所以，我们组成了哈加纳[①]，意思是自卫队。我们有 300 个年轻人，什么像样的武器也没有，甚至没有刀，只有棍子。我们团结在一起，开始学习如何使用手、棍棒或手边的任何东西战斗，以便保护那些根本无法保护自己的人。

我们当中有一个从德国来的男孩，他学过柔术[②]，他教授我们柔术，我们每天晚上都训练，过了一段时间，我们都成了柔术高手。但是，接下来的几个月，我们和阿拉伯人没有任何冲突，所以，大家就停止了训练。后来，当麻烦又来时，那些不会柔术的人都没有受伤或被杀——因为他们都跑了，躲了起来，但是那些大师级的"专家"们却赤手空拳或用棍棒来对抗刀和剑，他们中有一半人被杀或受伤。看到了吗？那些没有受过训练的人之所以得救，是因为他们逃跑了，他们没有在危险的地方逗留。但

---

① 哈加纳（Haganah），最初是非正式的、当地组织的防御团体，负责守卫巴勒斯坦的犹太农场和集体农场。它成立于 1920 年，最初装备简陋，几乎没有中央组织。随着时间的推移，这个团体变得有组织性，成员也越来越多。在文中，费登奎斯指的是 20 世纪 20 年代的哈加纳。

② 柔术（jujitsu），柔道的旧称。——译者注

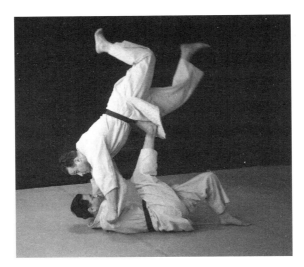

费登奎斯被过顶摔

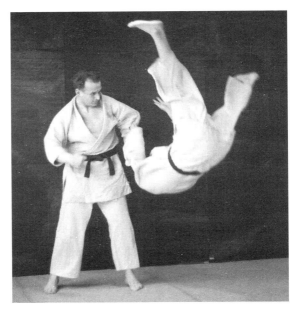

费登奎斯做柔道臀摔

是，那些愚蠢的笨蛋，他们接受了几个月的训练，自称"专家"，因为在体育馆的垫子上他们可以对付一个假装攻击的人，他们中的一半被杀了。就像你练了1个月的合气道，然后试着用剑和别人战斗，你就会看到你学的合气道的"价值"。就是这样。

从当时的情况来看，柔术似乎就是一个搞笑的东西。很明显，如果我一直都在进行柔术训练，并且想成为一名武士（samurai），我会让自己专注于训练和对练，我就会一直做好准备。甚至当我走在街上，也会随时准备拔出我的剑，那么，我就是安全的。但是，如果你只学习了2个月，然后，有2年没有训练，却相信自己可以从一个想杀你的人那儿空手夺白刃，那么你就是一个无辜的白痴。在这种情况下，你几乎没有生存的机会。于是，我坐下来，对自己说，得想想其他办法。

我所学过的柔术技巧大部分都毫无价值。如果我用刀攻击你，你会怎么做？会把手举起来？这就是解决问题的出发点。现在，我只训练你这个动作，直到你在不思考或无意识的情况下，仍然会保护自己的头、喉咙和身体不受任何攻击，以你自发地做的第一个动作为出发点来考虑问题。

于是，我找了一些人，观察他们被人用刀砍时的反应。我把整个过程都录了下来。我观察他们的第一反应，发现在我进行攻击时，没有人会站在那里用手夺刀，他们不会反击，而是用胳膊保护自己的头、喉咙和后背。如果你试着去攻击某人，你就会看到他的反应，他不会双臂下垂地站在那里毫无反应地面对你。如果你用棍子打他们，他们会把后背转向你，会用双手保护自己的头，尽量只让你打到他的后背。因此，很多人——你在看电影时也会发现——被棍子打时，通常会让后背承受击打。后背当然会很疼，但是，后背被打不是最危险的，当然，除非你把他背部的骨头都打断，这也是可能的。但是，即使你打断了他背部的骨头，他也不会当场死亡。也许随后他会死去，但当时不会。

这就是要点所在，我们要观察人的第一反应。我自己研究了一套针对不同攻击的防身方法，这套方法不是基于你自己想象自己会怎么做，或准备怎么反应，而是你在害怕时的真实反应。然后，我对大家说，现在我们基于人自发的第一反应的动作来进行后续的训练。像先前一样，我们先让大家进行 3 个月的训练，之后 1 年不进行常规训练。在 1 年后，我们再试着攻击他们，并观察他们的反应。当然，在 1 年之后，被攻击者首先会做防御动作，其后会做我们教给他们的动作。这是非常了不起的事。很多练习过的人都可以在没有事先准备的情况做出正确的反应。他们做到了，我非常高兴。之后，我和另一些哈加纳的成员一起，通过两三年的时间完善了这套方法。我把这些东西交给哈加纳。哈加纳在当时是一个秘密组织，没有人知道这个组织中具体成员的名字，一旦这些人被英国人发现，就会被绞死。

到现在我都记得，他们给了我 25 英镑。在 1921 年，这笔钱相当于现在的 10 万英镑。我用这 25 英镑，以希伯来文出版了一本关于防身术的书，书里包含了这套方法。这本书被分发到每个哈加纳的成员手里，因此，不仅是在特拉维夫，其他殖民地的哈加纳成员也可以跟着书本上的内容进行练习。这本书还配了很多图。

如果这本书落入英国人手里，并且知道是我写的，他们可能会逮捕我，并问我谁是哈加纳的领袖，所以，在书出版的时候我已经在法国了。其实给我 25 英镑做这件事的人是一位名叫基奇

（Keech）的英国上校。事情就是这样的，反正我已经离开那里了，我已经开始在法国学习机电工程。后来我忙于学业，就把这件事完全忘在脑后了。

在法国，我所居住的宾馆的工作人员知道我会一些这样的功夫（摩谢开始展示一些他自创的技巧），也会一些防身术，可以把人摔出去、制服别人，还知道我来自巴勒斯坦。有一天，他拿了一份体育报纸给我，说："看，日本教育家嘉纳①教授要在巴黎向人们展示柔道。日本驻法大使也将参加这个活动。"我当时并不知道嘉纳是谁，但是我知道柔道与功夫有一定的关系。既然他们要展示柔道，我还是有兴趣去看一看的。实际上，我最开始说我要准备考试，不想被其他事影响。然后，那个工作人员说："为什么不去看一看？这应该是一件非常有意思的事。"所以，我最终还是决定去看一看。因为日本教育大臣和驻法大使要出席活动，活动场馆外有一些安保人员，每个想要观看的人都要有一个邀请函。然而，我什么都没有，所以，我到了那里，却进不了会场。

当时，我有一种被侮辱的感觉，非常不高兴。毕竟，我来这里并不是为了见大使，我想看的是柔道表演。我对武术感兴趣，因此我对柔道也有兴趣。所以，我又专程回到住所，找到我的那本希伯来语的带着图示的防身术图书，并再次回到活动场馆。我还带了一张字条，上面是写给嘉纳的话："我对这次柔道表演非常有兴趣，我想了解什么是柔道。希望您能够看到这本书，也希望

---

① 嘉纳治五郎（Jigoro Kano，1860—1938）是著名的、备受尊敬的柔道创始人。他经常被称为嘉纳教授，因为他一生中大部分时间都是作为一名教育家进行工作的。

我能看到您的表演。"我拜托工作人员把它们交给嘉纳教授。我当时并没有抱太大希望，我不知道嘉纳教授能否看到书和字条，也不知道他是否能看懂法语。他肯定懂日语，但可能不懂法语，但希望他懂吧。我在门外等了大约 15 分钟，就等到了我人生中的一个惊喜：一位日本绅士走出来，并为我打开了门，他为我拨开人群，带我进入大厅，给我找了一个相当体面的座位，那个座位不是顶级的，但可以看到台上所有细节。（众笑）

我坐在那里观看。看啊看，不禁觉得好笑。嘉纳是一个很瘦小的人，年事已高，脸上爬满皱纹。他身后的日本驻法大使杉村（Sugimura）身高大约 1.7 米，对日本人来说，身材很魁梧，很高大，是很重要的人物。只要瘦小的嘉纳站起来说话，大使也会跟着站起来，在嘉纳坐下前，他绝不会坐下。所以，我对自己说，这非常好笑。只因为某人会柔术或某种招式，大使就把他当作神一样吗？这实在是太荒谬了，我无法理解。法国的一位官员坐在那里，他也完全不能理解发生了什么。

接着，有两个小伙子上台，其中一位是小谷[①]，另一位是伊田（Ida）。（摩谢手指着米娅说）她曾经住在日本，我在日本遇到小谷时，米娅也在场。我跟小谷说："你是小谷，1932[②] 年在巴黎示范过柔道。"他很惊讶，为什么有人会知道他 1932 年曾经在巴黎示范过柔道？但对我而言，这次示范是很不同寻常的事情，所

[①] 小谷澄之（Sumiyuki Kotani，1903—1991）是嘉纳教授最初的学生之一，经常陪同他参加国际示范活动。小谷澄之是为数不多的被嘉纳授予十段等级的人之一。

[②] 这里费登奎斯可能记错了，因为其他消息来源说，嘉纳和费登奎斯在 1933 年 9 月会面。——编者注

以我印象深刻，并记得他。伊田是最棒的摔跤和柔道选手之一，他写过两本书，很精彩的书——这在日本很少见，他个子虽小，却做了许多不同凡响的事情。这两个小伙子之所以在那儿，是因为小谷在剑桥研修数学，我不太清楚伊田在做什么。但有人说，嘉纳邀请他们两个是因为他们是柔道高段位的选手，可以一起示范。但他们似乎是愚蠢的白痴，二人就只会轮流摔倒，或飞到半空中，看起来什么也没做。显然，这是事先安排好的表演，因为他们真的什么也没做，就有一个人飞起来，然后大叫一声"哈！"，并把对方摔出去。这看起来很荒唐……我相信这其实是事先安排好的，是套路①，一种练习的形式，而不是乱取②或自由对打。我不相信，但据说两人是最好的选手，一位是弘道馆（Kodokan）的六段③，一位是五段，在那之前，两人在日本都至少得过 2 次冠军。他们都是不同寻常的人，但他们做的事看起来像表演。他们站在环形的平台上，二人都在里面，无处不在。那是很壮观的景象，直到今天我还记得，当时我根本不知道自己在看什么。然后，那个身材矮小的老人出场了，他走进环形平台，开始和那两个人一起演示柔道。他试着分别和这两个人练习乱取。那两个家伙身强力壮，肌肉结实，动作敏捷，而他却是一个 65 岁或 70 岁的老人，我不太确定他的实际年龄。你们知道的，怎么能判断出一个日本老人的年龄呢？他干了件非常有趣的事——抓住那个年轻、强壮的家伙，做了一个简单的动作，然后，就把他摔了出去。当

---

① 套路（kata），指空手道的"形"。——译者注
② 乱取（randori），指柔道运动中的综合实战练习。——译者注
③ 段（dan），指的是黑带等级，所以六段指的是黑带六段。弘道馆是日本旧水户藩的藩校，设有文武两馆，曾被奉为学问胜地。

然了，另一个家伙也必须和他练习，也被摔出去一次。我相信那根本就是在作假，我心里想，嘉纳，你真是个"大专家"，你不可能有本事在我手里活过10秒。（众笑）我当时真的这么想，因为你知道，我有实战经验，真枪实弹，对人射击、投掷刀子、丢石头，而他们的示范对我来说，看起来像是在表演。因此，很显然，我能打败他们。

接下来，我没有什么特别的事要做，所以，当示范进行时，我只是坐在那里，观看表演。表演结束后，观众都离开了，他们是应部长的邀请到场的，每个人都穿着燕尾服，很漂亮，我就像一个普通居民。我不想让自己走到他们中间，我说，好吧，好吧，我不着急，他们出去后我会自然地出去。我就是这样做的，我打算回家。我相当失望。表演很好看，但我认为这场演出没有什么值得我学习的。所以，我准备往外走，然后，突然有人来找我，说："请问你是费登奎斯吗？"我说是的。"嘉纳教授问你是否愿意和他共进晚餐。"我差点从座位上摔下来。我简直不敢相信，我还以为这是个玩笑。"吃晚饭？"我说，"好吧，但我妻子在家，我告诉她这场示范不会持续到10点左右。我说过，一结束我就回来。"（对杰瑞·卡森说）"嗯，我在那里吃的食物好多了。"（杰瑞带了一些小点心给摩谢，但摩谢显然更喜欢巴黎那顿饭的记忆，而不是这些冷的熟食。）（众笑）他们说："请你在这里稍等一下。"还在散场的时候，一辆大型劳斯莱斯开了过来，嘉纳第一个上车，日本大使站在那里帮我开门上车，我坐在嘉纳和这位大使之间，如坐针毡，我不知道该说什么，不知道该做什么。

你千万不要忘记，我是一个年轻人，从一个乡下小地方来到巴黎，突然发现自己站在了从未想象过的顶峰，我真的不知道该怎么办。尽管我尽力保持镇静，但我向你保证，在那次车程中，我曾多次冒冷汗和冒热汗。

丹尼斯：你们怎么交流？

费登奎斯：他说法语和英语。他们把我带到哪里去了？巴黎有一家大酒店，所有体面的日本游客都会去那里。那是一家非常昂贵的高级酒店，现在，我们到了那里，大使走出来为我开门，请我下车。我们走进酒店，他问我："你晚餐想吃什么？""我不知道，我……"我说。他说："我喜欢鳟鱼，我想在晚餐时吃一条鳟鱼。"当时，对我来说，吃一条鳟鱼算不上什么晚餐。我是一个非常强壮的年轻人，我可以先吃 5 条鳟鱼作为开胃菜。但我必须像他们那样。我们走进一个篮球场大小的大厅，里面铺着榻榻米垫子，就像普通的道场一样。地板上有一张小桌子，我想这是一种坐着吃饭的有趣方式，但我也坐在了地板上。嘉纳坐在我对面，两个高大的家伙为我们服务，其中一个留着胡子，你可以看出他孔武有力。我直到今天还记得。你看，假设你坐在这里，那是我，嘉纳坐在那里，大个子过来，把东西放在桌子上，并向我打了个手势。我不懂他想要表达什么，所以，我也用手做了个同样的手势。（众笑）他又做了一次手势，然后弯下腰鞠躬。他把手伸到我和桌子之间。然后，他每次把东西放到桌子上时都做同样的事情，"砰砰砰砰"。好吧，一切都很新奇，我和嘉纳坐在一起，不知道他想做什么。我不明白为什么会有这顿好吃好喝。

然后，嘉纳告诉我他的学生的故事，比如长冈[①]。当时，长冈

---

① 长冈秀子（Hidekazu Nagaoka，1876—1952）是一位传奇柔道运动员，多年来一直是弘道馆的负责人。他是为数不多的获得十段的人之一。

对我来说，就像你告诉我杰拉尔德·福特^①一样，毫无意义。（众笑）于是，为了让话题继续下去，我说："长冈是谁?"他说："他是弘道馆的首席教练。"在1930年左右，有两位柔道大师，长冈和三船^②。长冈是弘道馆最有力量的人，三船的速度最快、素质最好，三船个子有点小，但他能打败任何人。其实我听过很多很长的故事，嘉纳给我讲了一些不同寻常的事。后来，他告诉了我关于三船的事。之后，我们大约见了12次面。他告诉我，三船是一个天生的斗士，每年有两三次，他不得不去警察局把三船领回来。哪里发生斗殴，哪里发生打架，三船就在哪里，通常救护车必须带走十几个人，警察会逮捕他。（众笑）你看，作为日本教育家，嘉纳不得不利用他的影响力。他告诉我，他一生中大概有30次把三船从监狱里救出来。

但在这里，两个大个子看起来像两位很优雅的绅士，不过，他们的穿着很滑稽，带着黑带和柔道服（白色的练习服——编者），这是我有生以来第一次看到。他们俩都穿着日式木屐，并为我们俩提供晚餐服务。餐桌上坐着嘉纳和我。吃完饭后，他们问我是谁，在巴黎做什么。我惊讶地发现，嘉纳知道《圣经》。我告诉他，我来自巴勒斯坦。他知道有《圣经》，知道世界上有犹太人。我原以为日本人对此一无所知，但显然，他是一个有教养的人，知道很多事情。他问我为什么去巴勒斯坦，怎么去的，我的父母是谁。我告诉了他我所有的人生经历，但我不知道他想从我这里得到什么。

---

① 杰拉尔德·福特（Gerald Ford，1913—2006），当时的美国总统。——译者注

② 三船久藏（Kyuzo Mifune，1883—1965）被许多人认为是继嘉纳之后最好的柔道技术大师。他是为数不多的获得十段级别的柔道运动员之一。

晚餐结束后，嘉纳拿着我的希伯来文的书对我说："虽然我看不懂，但我能理解。但这里我不懂。让我看看你是如何做到这一点（指空手夺刀的技术）的。"这是我自己发明的一种改进的柔术，就写在我的书里。所以，他显然已经看过这些照片了。他说："这很有趣，我知道'11 种武术派别'，指的是我在学柔道之前在日本学习过的 11 个不同的武术学校。我学会了 11 种武术派别，我知道所有的技术，但从未见过这种技术。你从哪里学来的？"于是，我告诉他我是怎么做到的，就是刚才跟你说过的那些话。他看起来很困惑，说："很棒，请展示给我看。"于是，我用桌上的一把真刀做了示范，当然，我把刀扔掉了。我强壮又敏捷，我把刀丢开，它飞得老远。然后，他大力鼓掌。长冈走了过来，嘉纳把刀递给他，说："你和他一起试试，我想再看一遍。"我又做了一遍。他看了后表示赞赏。他没有做任何公开表示——你知道，日本人总是不动声色，但是，他显然很感兴趣。

然后，他继续看那本书，说："这很有趣，但是你看，你在这里展示的（一种锁喉术），它并不好。"我说："你说它不好是什么意思？为什么不好？"根据我的经验，从来没有一个人能活着摆脱这种状况。他说："嗯，不好。"我说："不好？好吧，你展示给我看，为什么不好。"这个技术是我把你放倒在地板上，用手抵住你的喉咙，在夹克或类似物品的帮助下，再加上全身的力量，你只有一分钟的时间可活。一分零一秒时，你就会眼前发黑，你会窒息。他说："我试试。"我比这个小个子更有力量，我想，对付这样一个老人，我必须温柔一点。所以我慢慢地做，然后，我发现他根本不在乎我在做什么，于是，我使劲压下去，信不信由你，我昏了过去。我没有意识到到底发生了什么。他说："你看，这不好。"（众笑）我问他发生了什么事，我不知道，我只是眼前一黑。他对我解释说："看，勒死，"他用法语说，"勒死，什么？像这样？对不起，像这样？你不能在手臂伸直的情况下勒死任何人。"我说："但我总是这么做，而且总是奏效。"他说："是的，普通人不知道如何保护自己。再来一次。"我真的不想再试一次，因为在那之前我从来没有遇到过类似的事情。我说："好吧，我再试一次。"当我这么做的时候，我看到他的手完全自由，他用我的力量勒住了我。不只是勒住我、切断我的呼吸，还要切断流向我大脑的血液。这感觉很糟糕，因为我所依赖的东西——我的力量和技术——却突然将我置于险境，我越用力推，就将自己勒得越紧。我昏了过去，而不是他。我没有注意到，因为他做得如此完美，我甚至没有意识到他抱住了我，我看见他把手放在那里，但我何必在乎？我抓住他，确信这样做能把他"干掉"。他说："你是个聪明人。我必须检验一下这个夺刀法。但是，你看，你的书不是很好。但这很有趣。"我们结束时，已经凌晨 2 点了。

我凌晨 3 点回到家，我的妻子非常担心。她去了举办活动的地方，但都关门了，我不在那里。我想打电话，但我不敢。我想我不能要求打电话。我想打电话，想了 20 次，但不知怎的，我觉得这是一件麻烦事。我得付他电话费。正是这样的小事让生活变得困难。所以，我坐在那里，我想回家，我必须上学——那时我在学工程学——我必须一大早去学校，而且我还没有准备好数学考试。我听着嘉纳说的话，很感兴趣，但想回家。最后，嘉纳向我解释了为什么要那样勒，它的原理。他告诉我，他会用我的空手夺刀的技术在弘道馆试验 1 年，以确定以前为什么没用它。他认为这可能太危险了，也可能它没用，或者它很容易防御。但令他好奇的是，他从未见过这种技术。那是凌晨两点半，他想睡觉了，所以他想送我走。我说："我能叫辆出租车吗？因为没有地铁，我需要回家。""哦。"他说。然后大使的司机开着劳斯莱斯送我回家。我一个人坐在那辆车里，觉得很有意思。我到家时，我妻子仍在坐着等我。她很担心，不知道该怎么办。所以，我又花了几个小时告诉她整个故事，那天，我们一夜未眠。

我很快就忘了这件事，这是一次很好的经历，仅此而已。2天后，日本大使馆打电话告诉我，嘉纳给我留了一封信，而且日本大使想见我。我想，哦，我不可能在这样的事情上浪费一个又一个晚上。我已经看到了我想看的，让我们结束吧。但是我又不敢不回复，所以我打了电话。日本大使对我非常友好，好像我们很早就认识了。他告诉我："看，嘉纳教授已经去伦敦了，但明天会回来，他让我请你吃午饭，因为他想和你谈谈。我也会去。"

这下我不知道该怎么办了。我不能穿着平常的衣服去吃午饭，所以，我去买了一件带领带的燕尾服——后来我再也没穿过，我不喜欢，穿成这样让我觉得很不自在。但我想和他们一起去吃午饭还是要得体一些。这些家伙跟我说话时，就像我是真正的客人一样，他们很有礼貌，让我先坐下等等。我想："我给自己带来了什么样的麻烦啊？"然后，嘉纳告诉我："听着，我认为你是那种能成功地把柔道带到欧洲的人。我们试了三四次，结果失败了。我们已经派了伊田，就是你在示范中看到的那个人。他从一个大群体教学开始，6个月后，人都走光了，他不得不关门。我们让其他几位专家也尝试过，但都没有成功。我相信你很有一手，但你不能继续教你书中的那些垃圾。你必须学会正宗的柔道。"

我说："我没有时间学习任何东西，因为我需要完成大学学业。"他说："我们会安排好，让你有时间两者兼顾。我们会把你送到一位来自日本的专家那儿，他会教你柔道。他会把你培养成一名优秀的柔道运动员。在你被评级后，他会帮你成立一个俱乐部。我会送你 4 卷录影带，里面有我、长冈、横山[1] 和三船表演的柔道，这是有史以来最好的柔道。我们要测试你的技术。如果你的技术真的很好，你将是第一个在弘道馆的课程中加入柔道技术的白人。同时，日本大使会在你学习柔道时照顾你的需要，不管你需要什么，都可以给他打电话，他会尽他所能帮助你进步。"

这就是我与柔道结缘的故事。在那些录影带里有一些非常好的东西，也有一些非常有趣的东西。黑带一段与二段对打，你会发现，一段完全没有机会，二段想干什么就干什么，你会看到这个大英雄做了所有的事情，然后他遇到了三段，突然他就被玩了。因为在那个时候，段位要花 5 ~ 7 年的时间才能拿到，人们真的都能学到真东西，不像现在，你花了这么多钱，在道场待了 6 个月，只能拿到晋级腰带。要获得六段，你必须是最好的 1/5 000 000。现在，任何一个去俱乐部的人，在一年或一年半的时间里都会成为黑带，这已经没有什么意义了。今天的黑带只是二流的成就。你甚至可以在奥运会上看到更高的段位也类似。这是我见过的最丑陋的现象，比拳击、摔跤更糟糕，它们都比奥运会上的柔道更好。如果嘉纳看到了，他会宁愿死了算了。

丹尼斯：柔道为何会走下坡路？

费登奎斯：因为只要嘉纳还活着，他就不会允许柔道进入奥

---

[1] 横山作次郎（Yokoyama Sakujiro，1864—1914）是嘉纳教授最早的学生之一，也是弘道馆的负责人。

运会，也不会允许以体重分级，技能才是决定性的。奥运会上有重量分级，因为，就像摔跤一样，他们相信轻量级的人不可能打败重量级的人。现在，他们有了重量分级系统，要求一个小个子对抗一个小个子而不是大个子。所以，你看到那些家伙用力量互相推搡，那不是柔道，他们只是在模仿柔道。这与柔道格格不入，很难看，效率也很低。嘉纳说："只要我还活着，柔道就不会有体重分级制度，如果有一天它成为奥运会的一部分，它就会是一个大失败。"柔道最终被列入奥运会项目。不幸的是，他是对的。

丹尼斯：现在柔道教学的整体机制跟过去已经不同了吗？

费登奎斯：完全不同了，甚至在日本也是如此。你看，日本人对他们的柔道很自豪，但现在全在追求力量，这与真正的柔道格格不入。柔道是一种利用对手力量的流派，因此，它是建立在移动的基础上的，而不是对抗，不是把对手的力量推回去，谁会去推一个更强大的人或者把他推到某处？嘉纳是一个身材矮小的人，他能把任何推搡他的对手随时扔出去。原理就是，如果有人试图推倒他，他会沉到对方下面，而对方会因为继续推的动作而从他的身上摔过去。嘉纳会到对方的胯下推对方以助力对方推的动作。他下沉得如此顺畅，以至于对方不知道如何或为什么就摔了出去。现在，如果被对手推搡，他们推回去，已经没有人能足够灵活地使用身法（tai sabaki，柔道中的身体移动技法）这种技巧，这是柔道中的一种移动技法，它指的是通过髋部移动转身，将背部转向前方，现在没有人接受那样的训练了。

奥运会的柔道冠军从未战斗过，他们是来击败你的，不是来跟你战斗的。他们在那里向你表明你不是他们的对手，这就是他们的想法，他们从来没有参加过战斗。他们中的一个会去那里向

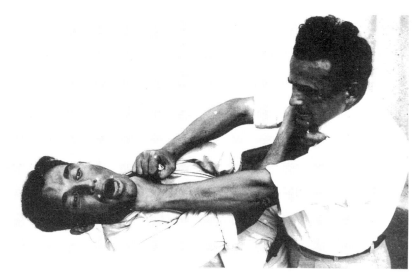

费登奎斯的锁喉动作

你展示你啥也不是，他的技能比你高得多，你根本没有机会。事实上，他会让你做所有可以控制他的事，只是为了让你知道他可以摆脱困境。我的老师会躺在地板上，把他的喉咙露出来，然后让两个人把一根棍子压在他的喉咙上，并力按住。任何人都会在一秒内死去，但他会躺在那里，在你意识到之前，他已经从棍子下面出来了，离开了他们的控制。他可以连续做 10 次，而你仍然无法阻止他这么做。事情非常简单，但必须有技术、有毅力去做。他可以在任何时候随意左右移动，这看起来像上帝的能力，但他会教你怎么做。现在，任何一个柔道运动员，如果你用棍子压住他的喉咙，他会死的。（轻笑）

丹尼斯： 还有人用那种老式的方法教柔道吗？

费登奎斯： 哦，是的，日本有一些老人和我一样，对现状感到愤怒。他们看着这些年轻的、愚蠢的白痴，这些人破坏了柔道的传统，这在世界上是"独一无二"的，他们把柔道变成了垃圾。有很多人……

丹尼斯：只在日本有吗？

费登奎斯：我有一些学生，比如巴黎的格伦（Glen），他个子很小，现在已经达到六段。他是由我和川石①训练的。格伦能打败3倍于他体重的人。即使在今天，尽管他只比我小几岁，但他仍然可以击败巴黎最好的老师。像这样的人还有好几个，但不多，他们都快要与世长辞了。

丹尼斯：前几天你说的是气（ki 或 chi）。我想知道你是什么看法。

费登奎斯：气（ki）和气（chi）是一回事。关于气，你最好问问中国人或其他亚洲人，因为他们经常会谈论气。我只能告诉你小泉②是如何谈论这个问题的。当时，在伦敦有一个柔道黑带国际大会，大约有 500 人参加，我就是其中之一。我们有一个由小

---

① 川石酒造之助（Mikonosuke Kawaishi，1899—1969）于 1936 年移居巴黎，并开始在费登奎斯在巴黎拉丁区开设的柔道学校任教。川石当时的段位是四段，是一位经验丰富的教练。他和费登奎斯进行了卓有成效的合作，包括共同管理学校、成立法国柔道协会，并拍摄了许多动作照片，这些照片后来被用在费登奎斯和川石所著的书中。尽管费登奎斯在 1933 年负责在那里开了第一所柔道学校，在一些报道中，费登奎斯被写在欧洲柔道史和所有给予川石的荣誉之外。这一点在米歇尔·布鲁斯（Michel Brousse）最近撰写的权威历史图书《柔道：历史之子》（*Le judo：son Historire，ses Success*）中得到了纠正。

② 小泉纯二（Gunji Koizumi，1885—1965）是第一位在欧洲定居并执教的高段位柔道运动员。他创立了英国柔道协会，并在全欧洲教学。他是费登奎斯的柔道教练，他们关系密切。小泉为费登奎斯的《高等柔道》（*Higher Judo*）写了序言。

泉主持的特别课程。然后在课程的中间，第 5 天，他突然说："现在，我要和你谈谈柔道训练中最重要的原则，关于丹田（saika tanden），有些人称之为 tan tien，气所在的地方。费登奎斯，过来。"他对全体与会者说："我相信他会以一种你们能理解的方式，更理智地和你们谈论丹田。我能感觉到和知道，但我无法解释。"然后，他让我向那里的人们解释。他曾为我的书写序言。事情就是这样的，当以我的方式解释这些事情时，没有人会认为你解释的是气或者任何你喜欢的东西。你看，提到气，大多数人认为它是一种神秘的东西，存在于下腹部，具有各种形而上学的意义和力量，我完全不这么看。因此，我的思维方式对那些人来说实际上是无用的。如果你挑战他们，他们会说："啊，他知道什么，他只是个科学家。"

丹尼斯：但这只是语义上的区别，不是吗？

费登奎斯：哦，并不是。是语义上的差异？不，"鬼魂"是语义上的区别吗？只有当你自己相信有鬼的时候，才有所谓的鬼，但实际上哪有什么鬼呢？

丹尼斯：是的，但你肯定知道……这不是语义上的区别，但你必须从你的实践中知道相信的重要性，他们相信"丹田"的存在。

费登奎斯：当然，我知道。

丹尼斯：还有他们对它的描述，当它可能是……

费登奎斯：我只是从动作来描述它。我不关心其他任何事情。

丹尼斯：但这不是同样的东西吗？

费登奎斯：不，不是同样的东西。因为，你看，如果你说你"得气"了，很多人会试图像你一样做，像你一样"得气"，如果他们失败了，他们会说："哦，我永远也得不到气。"要获得气，你必须拥有道德勇气，必须与更高层次的事物相联系。因此，你会发现，这是学习中的一个障碍。你有气吗？

丹尼斯： 我无法这么说。

费登奎斯： 哦，所以，如果你说不出来，那就是我要说的。你可以努力 20 年，却无法有气，你不确定自己是否拥有它。因为如果这是一个神秘的数字，你就应该得到它，你必须是精英群体的一部分，或者你必须出生在中国。如果气是一个没有人知道它是什么的形而上学的东西，你怎么能得到它？好吧，这就像灵性治疗的性质——如果你是疗愈者，你就是疗愈者；如果你无法治愈，你就不是疗愈者。现在，气也是一样，要么你有，要么你没有。如果你有，你就有；如果你没有，你就没有。（笑）这几乎就像 EST[①]。

丹尼斯： 但你正在谈论的东西是不同的。

费登奎斯： 是的。我告诉你，在动作中，我可以向你展示气，它是什么，是否在你或其他人身上。你能发现我对呼吸的看法与你以前听到的任何观点都不一样吗？你可以看到呼吸，可以在自己身上测试呼吸，如果你能做出对比的话，就会发现呼吸和气有明显的区别。

丹尼斯： 好吧，比如说，在武术训练中，在合气道中有一个"不可弯曲的手臂"的概念，或者他们谈论气聚焦在某个地方，比如肚脐下几英寸、小腹内几英寸，然后让你的重心放在下面，不

---

① EST 指埃哈德研讨会培训（Erhard Seminars Training），20 世纪 70 年代盛行的一种意识转化训练。——译者注

要僵硬，也不要放松，但要集中注意力……

费登奎斯：嗯，我不知道是这里几英寸，还是那里几英寸，它与你身体的全部组织有关。无论你做什么，都能发现它。你实际上是通过使用骨盆和下腹部肌肉来获得气的，下腹部肌肉是强壮的肌肉，作为一个整体，是集中所有推拉动作的部位。身体的其他部位和手臂不需要强壮有力。它不是一块肌肉，这不是重点，它与这一点无关，因为如果这是一个点……看，如果你像那样移动你的身体，这一点就消失了（做了一个动作以证明重心转移到身体之外）。距离这儿几英寸的地方，距离那儿几英寸的地方，如果你去那里，你会发现，那里全都是大便。（众笑）那个点全是大便。这就是气所在的点。

丹尼斯：你会教我们这种组织吗？

费登奎斯：你想用它来做什么？你又不想去战斗，你想做什么？

丹尼斯：它只是在战斗中使用吗？或者它是可以在其他行动中为你所用的整体组织吗？

费登奎斯：当然，它为我所用。我相信，一个舞者，如果没有这种重组，就不是一个舞者。这就是大多数舞者都是半生不熟的舞者的原因。

丹尼斯：为什么我们在生活中没有用到它？

费登奎斯：你不会知道的。没有人愿意做大量的工作来获得它，因为他们将不得不改变跳舞的方式。

丹尼斯：我们这样的人能学会吗？

费登奎斯：不管你想不想学，我都正在教你。你的动作得到改善，你可以自由地移动头部，这样骨盆就可以产生必要的力量，仅此而已。嘉纳做了什么？就这些。他站在那里，你无法推动他；如果他想推你，你就会随着他的动作移动。因此，气的神秘发展是高效利用每个人已拥有的配置的结果。要理解这个问题需要大量的知识。和往常一样，在无须理解的情况下，教人更容易，通过说、看，就是这样，模仿我。看，我站在这里一动不动，你动不了我。现在，推我，你无法推动我；如果我推你，你就动了。

有时他们会让你把气送到地上，然后再把气从各个方向带回来。这是一项了不起的技术。但你知道，在某种程度上，他们这种教法是很有趣的，因为如果运动皮质负责指导身体的组织，那么，告诉某人将能量向下传递会导致组织身体的方式不同，因此，他们的重心更难移动了。但是，如果你说你发送能量……你如何发送能量到这里或那里？给我看看你把能量送到某处的例子。在工作中，我们可以有觉察地做一些事情，也可以没觉察地做一些事情——纯粹以机械方式做的事情，我们还可以用意念去做一些动作。所以，我认为气的概念是学习的一个难以置信的障碍，我在课堂上看到人们在练习合气道和武术等，这只是个挣扎的过程，他们永远也得不到气。他们永远不会明白，因为气的概念是荒谬的。如果它是你肚子里的一个点，你怎么能得到它？你会用这个点做什么？你能用它做什么？它会给你带来什么变化？它听起来像一种神秘的超级力量，你可以从腹部的某个点获得，正确地描述的话，这一点是在小肠，但小肠里实际上充满了大便。

丹尼斯： 你的老师，还有嘉纳，都受训于一个让他们可以不会神秘地看待气的文化背景。

费登奎斯： 哦，当然。而嘉纳，他已经有了一所学校，里面的大多数人都能打败其他日本人。他把一个 14 岁的男孩带进了道场，那些大师没有一个能把他摔出去，因为那个男孩会使用一种他们称之为身法的天赋，意思是髋部会灵活移动。你永远不能打破他的平衡，不管你对他做了什么，他总能像只猫一样溜走。不管你对他做了什么，他总是能站起来。大多数人都抓不住他，如果你拉他，他会和你缠在一起，但你永远无法让他失去平衡。不

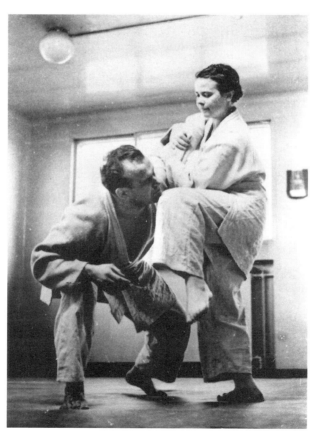

费登奎斯和他的姐姐练习柔道

管你做了什么，他都非常生气，他说："看，柔道不好。"他说："是你们不够好。"这个男孩会一直在这里，直到你学会像他那样做，或者学会如何战斗，以及诸如此类的事情。只有这样，你才会有一个比他更好的 saika tanden（一种柔道技法）。他比你们所有人做得都好，因此，你必须学习。

丹尼斯： 如果你今天要开办一所柔道学校，你会从动中觉察课程教起吗？

费登奎斯： 是的。我可以告诉你，我一直在用这种方式教柔道。向我学习的学生是当今世界上最优秀的柔道运动员，他们有着40几年的柔道经验，这意味着他们都是老年人了。就像在日本一样，练习柔道的人越老越厉害，这表明他们已经学会了真正的东西。三船久藏曾在74岁时公开与20名日本柔道冠军交手。

丹尼斯： 请允许我这样问你：我想知道，柔道对你目前的工作有多少贡献。

费登奎斯： 很多，相当多。

丹尼斯： 在《身体与成熟行为》（*Body and Mature Behavior*）一书中，你提到，人站立或行走时，骨盆的位置以及人的头部在哪里，它是如何代偿的，以及相对于这些代偿，人感到恐惧的程度……

费登奎斯： 是的，是的。嗯，首先，嘉纳确实如此，我确信，在这一点上，我与嘉纳的观点不谋而合，你可以用欧洲语言来表达日本人的思维方式。嘉纳和小泉，他们总是同意我的各种构想。我们谈得越多，就能越好地提出另一种方法，一种对西方人来说很明智的方法。

丹尼斯： 我看过小泉的书，他是一个很聪明的人……

费登奎斯： 哦，他是一个了不起的人……看，在日本他获得了八段认可，他实际上已经有 50 年没回日本了。他是一个很有学问、很聪明、做事很有效率的人。小泉在 80 岁的时候还可以做我教给你的那件事（一种独特的站起来的方式，实际上是从躺着到站起来，看起来就像是身体一直是笔直的一样）。80 岁时，他是英国的国家队教练，仍然每周只有一个晚上待在家里，其他日子都在各地旅行，向人们打招呼、教学、演示、训练以及指导高段位的学生。这是一项非常辛苦的工作，即使对一个年轻人来说也是如此。小泉有一本关于柔道的小册子，你看过吗？

丹尼斯： 我有一本。

费登奎斯： 他和莱格特 [1] 一起演示柔道摔，你会看到他把莱格特摔了出去。他那本关于练习的小册子很棒。在里面你会看到我们做的一些事情，比如双腿交叉和打开交叉。你会看到这位老人不可思议地张开他的双腿。没有一个合气道专家能像他那样优美地移动，也没有一个人能像他那样柔软地站起来。你可以看到他的动作很漂亮，他半裸着，只穿着短裤，所以你可以看到动作的细节。这是令人难以置信的，因为拍这些照片时他已经 78 岁了，动作还如此优雅！很少有舞者能做出如此优雅的动作。像这样半裸着拍摄，让你看到动作，这太不可思议了。他的整个身体就像一条线，非常好看。我的意思是，即使你不知道柔道是什么，你也会说："看，多么漂亮的男人，多么漂亮的动作。"

---

[1] 特雷弗・莱格特（Trevor Leggett，1914—2000）是一位传奇的英国柔道运动员，他写了 30 多本关于柔道、禅宗和日本文化的书。费登奎斯经常提到他。

丹尼斯：嘉纳对柔道的贡献是什么？

费登奎斯：他创造了柔道。

丹尼斯：柔道与更早的柔术是什么关系？

费登奎斯：他从柔术里拿出了一些东西。你看，当时他的想法是……关于柔道的形成，本身就是一个非常有趣的故事。美国那些强壮的水手和海军陆战队队员随舰队来到日本，发现日本人都个子不高，且并不都是武士。那些强壮有力、高大威猛的美国小伙子给日本人留下了可怕的印象，日本人因此而感到自卑。日本人与西方世界疏远，他们认为自己是在日出之地，就像神一样。今天，他们的国旗上甚至还挂着冉冉升起的太阳。突然，他们发现一些高大的白人笨家伙出现了，这些白人是更强壮的战士，可能对他们做任何事情。全国人民都很沮丧。他们试图用智慧战胜美国人，想尽一切办法来赢得胜利。

当他们想要解脱困境时，他们就会去做，但不是靠蛮力，而是靠策略，为达到目的可以不择手段。你能对袭击你的大象做些什么？你会怎么做？你会认为踢他的"球"（指睾丸）是不礼貌的吗？不，当然不会。因此，你会踢他的"球"，就是这样。你会为自己做了这件事而感到骄傲，因为如果你不这样做，你就死定了。你知道空手道是怎么来的吗？是麦克阿瑟（MacArthur），他发明了空手道。①

丹尼斯：你的意思是，他让空手道进入了西方吗？

---

① 空手道最早叫唐手，由日本古老的格斗术与中国传入的拳法融合而成。麦克阿瑟1945年到日本后，禁止所有与武士道相关的武术，空手道因不依附于日本传统武术而未被禁止。——译者注

费登奎斯： 进入日本。因为，你看，柔道在日本有大约 500 万活跃成员，算上那些学过柔道又中断训练的人，大约有 1000 万人会柔道。所以，麦克阿瑟认为，如果他们在俱乐部见面，就会成为永远无法控制的一群人，能够非常有效地战斗的 1000 万受过训练的人。因此，他禁止日本人练习柔道。对于那些习惯了练习的人来说，这是一件可怕的事情，这就像是你把酒瓶从一个醉汉身边拿走。那些习惯于每周训练三四次的人，10 年、15 年、20 年，甚至一生都在练习柔道，但是突然不能练了，他必须做点什么。于是，他们开始练空手道。他们说，看，我们不会练习柔道，或使用柔道服、柔道垫，但我们会练习攻击（atemi）。攻击技法（atemi waza）只有攻击的部分，这将有助于我们直接与美国人战斗。他们开始把攻击技法变成一门艺术。于是，整个日本，所有柔道运动员都开始接受空手道的训练，这是不被禁止的，所以很多很多人都参与其中，每个人都练习它。一些柔道的技巧实际上被运用到了空手道中，练习者们发展出了一种令人惊叹的格斗艺术，他们可以用同样的柔道原则再次进行格斗，但这一次，这一原则无法公开——这不能称为柔道。因此，他们以不同的方式来做，这是为了做合法的事情而不是非法的事情——如果练习柔道，他们可能会被关进监狱。因此，在美国占领日本的几年内，空手道逐渐成为每个俱乐部的练习项目。那些曾经的柔道俱乐部全都变成了空手道俱乐部。所以，空手道就变成了现在的样子。

丹尼斯： 前几天我们谈话时，你说如果你谈论气，没有人会发表它，他们不想听，对吗？你说过是吗？

费登奎斯： 嗯。

丹尼斯： 所以我的感觉是，无论如何我都想谈谈气……

费登奎斯： 并不是我不想谈论它，如果让我来谈，我会从身体的组织开始。对我来说，气不是一种东西，不是一种精神，不是任何一种东西，而是一个身体组织运作的方式，以及发挥最佳功能的方式。这意味着，身体可以用它的重量，用它拥有的肌肉，用它拥有的大脑，用它的某个特定组织（其实是中心）做尽可能多的工作，而这个特定的组织就是我们所谈论的东西的中心。人体是如何形成的、如何运作的？这是一个复杂的问题。头部不能牵涉到动作中，但必须是自由的，无论运动是什么，头部可以移动到任何地方；下腹部必须处于这样一种状态——它可以做它需要做的事，但不能干扰头部；身体的其余部分和手臂不能用来产生力量。这是真相。如果你做到了，你可以做柔道摔——最难的柔道技法；如果你学到了，即使是最重的人，你都可以把他摔出去。但对于那些热衷于气这种神秘事物的人来说，这完全没用，他们对此并不感兴趣，他们不想听，他们不希望真相是这样的。

丹尼斯： 听起来像亚历山大 ① 技巧中"使用自我"的概念，这是比气更有用的概念。

费登奎斯： 哦，不，那不是真的，因为他的"使用"是有限的使用。有了他的"使用"，你不能摔任何人，甚至不能摔自己，

---

① 亚历山大（F. M. Alexander，1869—1955）是亚历山大技巧的创始人，该技术与费登奎斯方法有许多理论重叠。在伦敦期间，费登奎斯与亚历山大以及亚历山大的一些主要学生的接触对他产生了影响。"使用自我"一词是亚历山大创造的，指的是一个人进行生活活动时的整体状态。亚历山大认为，无意识的习惯往往会妨碍良好的"使用自我"，而有意识的控制对于克服这些习惯性倾向是必要的。

你不能像那样滚动。这就是"使用"。动作、能动性，你可以看到，小泉可以接受我介绍气的方式，他在 80 岁之前的动作都是非常出色和有效的，他能够摔倒任何人，即使是体重比他重 5 倍的人。他认为气不是一个神秘的东西。

丹尼斯： 我也很肯定。所以很多人听到这个消息都会很高兴。

费登奎斯： 是的。也能学会去用它。这不是一个你有或没有气的问题。

丹尼斯： 谈论一下与武术有关的平衡怎么样？

费登奎斯： 哦，好的。武术的平衡是非常有趣的话题。我可以告诉你，我的母亲是一个弱小的女人，但她在 84 岁的时候能够把我整个提起来，在她的臀部做一个过臀摔。听起来完全像假的，因为这简直是令人难以置信。因为我母亲有点——可能是从我那里承继来的，有点那样的想法。（众笑）当她看到人们能做柔道摔和柔道提（judo throws and lifts）时，她说："我也能做。"她花了大约 10 分钟的时间就学会了。每个人都在注视着她，因为她似乎真的要被我这样的重量给压垮了。她把我的双腿完全提在空中，非常轻松，一点儿不喘。我还有一张我姐姐把我举起来的照片。她是怎么把我举到空中的？我有照片。这张照片在法国发表，并被大约 20 份不同的报纸转载。因为它看起来像是假的——一个年轻女孩举起一个又重又强壮的男人，然后像那样把他举过头顶，这只有举重运动员才能做到，而且不是一般的举重运动员。你是怎么做到的？你说这是因为气。现在，如果我给你想要的任何东西，买些气，然后去做；从你喜欢的任何人那里得到一些气，然后去做。这就是一个小花招——能做到这一点的人说自己有气。对我来说，这就像我母亲从我那里承继的一样。这是把马放在马车后面——本末倒置的说法。

　　所以，武术中的平衡是一种非常奇特、非常奇怪的平衡。你必须能恢复平衡，比对手更快地恢复，并且要在他的平衡中发现错误并利用它。现在，你如何比对手更快地恢复平衡？他是一个人，你也是一个人，你恢复平衡的速度必须比他快，否则你无法控制他，当然也不能对他做任何事情。现在，再说一次，普遍的共识是，你这样做，是因为当你有了气，你就可以这样做。现在我说，去你的——你可以写下这句话。除非你能做到有气，否则你做不到。当你能做到的时候，你可以说你有气。但要做到这一点，你必须学会组织自己，以便比对手更快地恢复平衡，怎样才能做到呢？

　　看看八段选手与普通人或二段、三段选手的练习方式。你看到发生了什么吗？八段选手毁了他们，他是怎么做到的？你甚至看不见招式。为什么呢？低段位攻击，攻击者可能激烈又有力，但什么效果都没有。为什么？因为八段选手先恢复平衡，而在其他段位的选手攻击他的时候，他能完全控制自己的身体，他改变重心和恢复平衡的速度非常快，以至于当其他段位的选手做出最轻微的动作时，他就可以利用它。现在，人们的反应时间大致相同。在相当狭窄的空间范围内，人与人的神经系统的反应时间是相似的，除非这个人是病态的。因此，能做什么？恢复、重组只是一种连接你看、听、注意的那一部分的方式。为了你的协调性，你用自己的方式移动骨盆和腿，还要不浪费能量，不浪费做功，不浪费头部、脊柱和骨盆之间的推动力。这再次向你展示了骨骼和头部存在组织性，它们之间的联系如此有条理，因此你可以快速移动。当你的组织处于优势时，反应时间就无关紧要了。神经系统的反应时间对你和对他来说是一样的，但你能更快地组织自己，因此，你可以比他更快地恢复平衡，所以，你打败了他。在柔道中，这就是真正被教授和完成的事情。

如果你能比赛 16 轮，这意味着，你和你的对手几乎是对等的。然后，如果碰巧对手累了，你猛击几下，然后就赢了。我敢打赌，如果给你安排一个 10 岁的男孩做对手，不管你是否会合气道、柔道或其他什么，你都会在不到 30 秒的时间里打败他，因为你只要把他举起来，扔到地板上。因此，当你在力量上更强大时，没有气的问题，你就是占尽优势、更胜一筹。如果一只狗成功地咬住猫的脖子，那么它杀死猫几乎没有什么困难，一扔，猫脖子就断了。但是，你从来没有见过一只猫杀死一只狗，它做不到。猫会抓狗的眼睛，它就是这么做的。如果忽略了重量，那么组织就是唯一要考虑的事情。当你的身体组织得比你的对手更好、更快时，这就不是和他比赛的问题了。

嘉纳指出，柔道至少有 10 种不同的质量等级。因为三船永远不会被五段选手打败，这是不可思议的。三船只会把五段选手摔来摔去，根本没法比。那家伙会说："你是怎么做到的?"然后，三船会一次又一次地摔他大约 10 分钟，而他永远不会知道是怎么回事。小泉会这样一个接一个地摔 50 个人，被摔的人会站起来，问他是怎么做到的。他会说："看，我是这样做的。"然后再摔一次。

所以，你看，对我来说，得到气就像我做的每件事一样，是一件具体的事情，可以教，可以学，这是每个人都有的，只要这个人愿意学习。当然他得是一个正常的人，没有真正的缺陷。但，即使有缺陷也可以学会。

（对查尔斯·奥尔斯顿说）当我把你摔出去时，你可以感觉到，我并没有用很大的力量推动你，而是利用了你的骨架和你的站立方式。要教这一点，首先你在示范时可以用大一点的力，然后用小一点的力，最后是介于大和小之间的力。我能感觉到，你也能感觉到。这就是我认为的气，我可以教任何人。但如果以有限的方式来教授，它只会在那种情境下发挥作用，将这种有限的学习转移到其他事情上，时间会很长。

丹尼斯：所以，你是说，人们对气赋予神秘的概念是没有必要的，你不需要它。

费登奎斯：我认为组织是必要的，否则你就无法得到气。但这并不是一件东西。你看，如果气是一种精神上的存在，就像通灵的人所想的那样，那么假设我有足够的气，我想给你气，我以某种方式将一些力量转移给你，你就可以做任何事情。看到了吗？我可以如此认为，但我认为这样的想法完全是胡说八道，但像嘉纳这样的人已经教会了三船、长冈、横山以及那些被视为神一般的非凡人物。我能理解，我能教你的东西没有嘉纳好，但也不会比他差，因为他死了，我还活着。（众笑）

丹尼斯：所以，这些组织是等级制的，在嘉纳的时代，黑带实际上是每个组织等级的名称。（心理－神经－肌肉）

费登奎斯：哦，是的。我有一份录像，我告诉过你的，里面有从一段到七段的对抗演示。你可以看到，差异是如此之大，以至于每当一个高段位的人与一个低段位的人相对抗时，看起来都是不可思议的，较高段位的人看起来是无敌的，而且速度非常快。而当他对抗一个比他段位更高的人时，他就成了失败者。那更高段位的人每3秒就可以摔他一次。无论高一段位的人做什么，低一段位的人都会倒下。每当低段位的人摔倒时，高段位的人就会抓住他，锁上他的手臂，或者勒住他，然后他可以做任何他想做的事情，就像对待一个婴儿一样。比如说这个家伙是四段，然后五段来了，他会怎么样呢？他被一次又一次地摔出去，就好像不在赛场上一样，在 1 分钟内，被摔 20 次、30 次。这个刚刚看起来不可战胜的人，刚站起来，又被摔倒在地板上了。

七段对六段也如此，这是一件非常了不起的事，因为所有的人都或多或少在做努力，但是就这两段，第七段完全是在运动。第七段位的人不停地做出摔的动作，他不会停下来和对手愚蠢地互相推搡。他移动，再移动，在移动中摔倒对手。这看起来很完美，就像神一样完美。而第六段位的人什么都做不了。现在，第六段位的人能做什么？如果他不动，就会被摔出去，所以他移动。所以他们到处移动，每一个动作都是一次摔打。在榻榻米上，他们无处不在。其他段位的人都是摔在中间，但第七段位的人将第六段位的人摔到那个角落，再到这个角落，再到中间，一直在移动。在 1 分钟内，他们以如此快的速度摔了大约 40 次，以至于你不知道他们在哪里，之后你可以在慢动作中看到他们。

在一个人的神经－肌肉组织中产生什么样的变化，如何产生变化，这意味着什么，这是很难解答的问题。你无法检查大脑，你不知道它里面发生了什么，你只能判断外在的行为。现在，在柔道、空手道、合气道中，问题很简单——你有一个好老师还是一个不好的老师。一个好老师会让学生做好准备。例如，为了进行一级黑带等级测试，他会给学生安排橙带、蓝带、绿带 3 个对手，学生要有效地打败他们，而不是徒耗 3 个小时……但是，如果学生在 3 分钟内击败了每一个较低级别的人，这意味着他在技能上优于那些人，老师会选择一个棕色腰带的选手，不是最好的，只是一个棕色腰带的选手，让学生试试自己的技能。如果他能在短时间内击败一个棕色腰带的选手，那么，老师将毫不犹豫地让他晋级。令人难以置信的是，一旦他晋级，第一次戴上黑带，他就可以在更短时间内击败任何一个他以前不得不努力与之对抗的人，并且一直这样。事实上，他已经被公开承认取得了这个成绩，这让他有了自信。在他看来，自己成长了，现在，他有了更大的自由来判断对手，判断自己是否能打败对手。他不再与那些他以前不得不努力与之对抗的人竞争。他已经打败了他们，所以，他当然是个高段位的选手了。现在，好老师会让这个人达到一个更高的技能水平且更加自信，这样，当老师让他接受测试时，他就有很大的成功概率。不好的老师只会在比赛中对他进行评判，如果他被蓝带或绿带选手打败，他还需要1年或2年的时间才能用同样的低段位腰带再次赢得比赛，因为他还在怀疑自己的行动。因此，他变得僵硬，无法自由移动，动作变得更慢，内心更急躁，总是犹豫不决。"我应该做吗，我不应该做吗？这是个好时机吗？我不想再失败了"，就像你在弗雷泽（Frazier）的最后一场比赛中看到的那样。他输了，尽管他比对手强得多，他却输了，只是因为他以前在几场比赛中被打败了，因为他们打消了他能赢的念头。

拥有想赢的信念不是一件简单的事情。你会发现，有些家伙的动作变得笨拙，他错过了机会，只是因为他不能自由地看着他的对手。要凭技术打败某人，你必须看什么时候可以出手，什么时候不能出手，技术并不意味着你要强迫自己用头去穿墙。因此，一个好的老师一旦成功地对这个人进行了测试，就会在接下来的几天里教他重要的东西，因为这个人现在可以自由地学习。老师会教学生一些东西，以确保他永远不会被低段位的人打败。

怎么能确保呢？老师会带一个强壮的男人，告诉一个刚获得黑带段位的小伙子：和这个强壮的男人一起玩，学习如何逃跑。这意味着这个强壮的男人会抱住小伙子，让小伙子学习如何脱身。强壮的男人并不能真正地使小伙子保持全部的力量，因此，小伙子会和他真正害怕的人一起学习。男人认识了小伙子，看到了小伙子如何逃脱，因为小伙子能看到以前看不到的东西。在那之后，小伙子会说"认真地抱着我"，小伙子仍然会逃脱出去。之后，老师将继续指导小伙子。小伙子在晋级后动作会变得非常漂亮。在接下来的一两周内，小伙子将击败以前一直击败他的人。以前打败过他的同段位人现在不能打败他了。现在，他进入了一个新的学习阶段。他提高了自己的技能，在 1 年或 9 个月内，老师可以再给他一次机会，为他选择对手，让他相信自己的技术是有效的，他会打败对手。对于被他打败的人来说，这并没有什么坏处，因为他们应该被更高段位的选手打败，但对他却有巨大的好处。

因此，你看，嘉纳是一个非常有学问、非常聪明的人，他组织学习进阶，让真正的柔道运动员可以在弘道馆打每一个段位的比赛。他是同段位的高手，他不需要和低段位的人对抗，只需要打败他们。他可以教他们，因此，他会让自己被摔，以教导他们，因为他知道，他没有什么可以捍卫的，他的荣誉是安全的。

因此，如果你的问题是一个关于柔道、合气道和其他武术的特殊问题，你已经有了完整的答案。但是，如果你想在数学中看到一般性的东西，那同样取决于老师。如果老师很聪明，他教过你，比如矩阵，他会给你一个问题，这个问题能让他知道你完成了什么，知道你是如何学习的，你很可能会解决这个问题。解决这个问题需要你保持平静、静止、依靠你的思考力。如果他向你提出的问题是你无法解决的，你就会失败，明年你可能是班上最差的学生之一，1年后你就会完全放弃，你会说，你不是学数学的料。如果你的老师想让你学习，那么你就能学习、成长，一直成长。如果你的老师想让你知道他是一个多么好的老师，那他会毁掉大多数人。尽管教得不好，班上也可能会有一两个学生成功，但其余的人都是数学差劲的学生。他们不会成为数学家。现在，你可以把这个应用于每一件事情上。因此，当你谈论神经系统自身的神经运作方式时，你知道这是有等级的，因为杰克逊 ① 已经描述过它们。脊椎的神经反射可以全有或全无，没有分级。因此，你需要其他的中枢，这将使这个反应不那么急促。这些等级是分层次的。现在，当达到了一个等级，系统将不会永远停留在那里，因为一旦这个等级好了，你可以达到更好、更丰富的等级。

丹尼斯：一旦你获得了一定的段位，你会失去它吗？

费登奎斯：哦，是的，是会失去的。那个赢得了一个段位的家伙，你在同一天将比他更强壮、更好、更重的低段位的人推荐给他，如果低段位的人打败他，连续4次打败他，他将离开俱乐部（道馆），永远离开训练，他会认为他不是一个好的选手。任何创伤，任何你或其他人给你的、超出你能力范围的任务都会毁

---

① 约翰·休林斯·杰克逊（John Hughlings Jackson，1835—1911）是19世纪神经科学的一位开创性人物。在这里，费登奎斯指的是杰克逊如何将神经系统视为一个基于生物体进化历史的等级组织。杰克逊描绘了大脑中从最低到最高的3个中心，较低的对应最早的结构，较高的对应较晚的结构，如皮质，特别是前额叶区域。

了你。

　　这一点在所有事上都有体现。在柔道、剑道、合气道，或数学和物理方面，当他们有一位好老师的时候，等级结构在发展上就会是明确的。

摩谢·费登奎斯与阿哈龙·卡齐尔谈论觉察和意识

编辑和前言：卡尔·金斯伯格（Carl Ginsburg）

　　卡尔·金斯伯格博士是摩谢·费登奎斯的美国学生之一，也是费登奎斯方法的一位积极且受人尊敬的教师。他有广泛的背景，包括有化学博士学位，这使他非常适合编辑本篇文章。卡尔还是《大师之舞》（*The Master Moves*）一书的编辑，该书是费登奎斯教授的一个研讨会的逐字稿，他还就这一方法撰写了大量文章。本篇文章最初发表在 2006 年的《费登奎斯杂志》上。

——编者

前言

摩谢·费登奎斯是费登奎斯方法的构思者和传播者，摩谢希望将他的创新方法及其背后的思想带给大众。当他综合和完善自己的工作时，他确定了这样一个理念，即他所教授和传播的内容的精髓首先是引导学生提高感觉能力。这个目的是了解一个人在日常生活中如何行动，如何有效地行动，而无须自我干扰和对生活方式进行未经检验的假设。一个关键词是"觉察"。这里整理的对话是阐明其意图的重要一步。在这个访谈中，他选择与他的朋友——生物物理学家阿哈龙·卡齐尔〔Aharon Katzir，也称呼为卡察尔斯基（Katchalsky）〕讨论这些问题。

几年前，我在阅读斯科特·凯尔索（J. A. Scott Kelso）写的《动态模式》（*Dynamic Patterns*，麻省理工学院出版社1995年出版）一书时，才知道了阿哈龙·卡齐尔。凯尔索教授指出，阿哈龙·卡齐尔是动态系统早期发展的一个重要人物；动态系统是解释生物学中某些问题，特别是神经系统行为复杂性的一种新方法。凯尔索提到，1972年5月30日，阿哈龙·卡齐尔在特拉维夫洛德机场被恐怖分子杀害，他的死亡截断了动态系统的发展。我的一位同事随后指出，费登奎斯提到了一位在恐怖袭击中丧生的科学家朋友。阿哈龙·卡齐尔确实就是费登奎斯的那位朋友。

在接下来的几年里，我试图追踪一些关于卡齐尔和费登奎斯的信息，我发现了一盘20世纪60年代末或70年代初费登奎斯和卡齐尔用希伯来语对话的录音带。我发现，费登奎斯的一个早期学生米里亚姆·普费弗（Myriam Pfeffer）——现在是一名师资训练师——有那盘录音带的拷贝。她热心地将录音带的内容转录并翻译成英语。特拉维夫费登奎斯研究所所长米切尔·西尔西·费登奎斯（Michél Silice Feldenkrais）同意出版这份逐字稿。为此，我们非常感激，因为他们讨论的内容是有历史意义的，他们的主题是费登奎斯寻求对觉察的理解的核心。

录音中的对话重述了两位参与者之前的对话，他们在对话中阐明了"觉察"的本质，因为每个人都理解这个词。卡齐尔博士的贡献来自他的生物物理学背景，费登奎斯博士的贡献来自他的研究，这使他发展出了自己的方法。这个对话是一个真正的对话，通过思想和概念的相互作用，一种对觉察的新观点成为焦点。他们从描述自己的最初想法开始。不断展开的讨论使这种观点得到重新阐述和澄清。阅读本文时，请注意这是两位好奇的思考者之间的对话，他们的对话直到最后才有清楚的结果。这一最终结果令人震惊地说明了费登奎斯博士在发展这项工作方面的意图，这项工作已经传给了他的继任者，并将"觉察"定义为人类进化的一步。这是一个值得努力继续的探索过程。

为了更清晰、流畅地展示这次对话，我编辑了逐字稿，并删除了重复的部分。我还试图确保难以翻译的内容在表达思想时是连贯的，在这方面，我进行了自由编辑，以准确地反映两位对话者的思想，而不是停留在直译的范围内。为了文本的连续性和清晰性，我对单词和短语不完整的地方进行了修补。这些添加的内容用"[ ]"表示。我还加入了一些尾注来帮助读者理解文章。

感谢拉冯·尼夫（Ravhon Niv）整理逐字稿，并将希伯来文翻译成英文，这是一项具有挑战性的任务；感谢费登奎斯的早期学生、师资训练师查瓦·谢尔哈夫（Chava Shelhav）对逐字稿的审校。

——卡尔·金斯伯格

费登奎斯：我不记得我们是如何认定"没有行动，就不可能有意识和觉察"这一结论的了，你说你记得那次讨论，请你试着回忆一下主要的阶段好吗？

卡齐尔：我希望回到我们之前的讨论轨道上来。我们的出发点是"什么是绝对的知识"，我想我们问过自己"一句话的效力是什么"。然后，我在一次讨论中声称，一定的知识由两个要素组成，即概念以及概念之间的关联。可感知的概念是基本概念，某些意象通过感官进入意识，并在意识中加入知识元素。在这些元素成为一个概念之后，我就会认为它们是确定的。也许你还记得，我们曾讨论"感觉是如何变化的"。我在一瞬间看到某个东西是红色的，但是，在不同的光线下，我可能会把它看成是黄色、无色或黑色的。但当红色的概念在我脑海中形成后，即使红色的图像发生很大的变化，红色仍然是确定无疑的。

是的，我们一致认为，确定性是我们借助法则（也就是我们所说的逻辑法则）组装概念的能力。例如，在科学的影响下，这些定律或法则可能会改变，如因果定律。但在某种意义上［思考］，在某个特定的时间段内，我组装这些概念，［直到我认为它有］某种合理性和正当性。合理性对我来说就像概念本身一样是确定的。我可以说出那个概念，然后被组合成句子。

根据逻辑的法则，人类具有整合概念的能力。

知识体现了人类根据逻辑整合概念的能力，体现了概念以及概念的相互关联。

我们认为，知识就是概念及概念之间的合理关联。但是，你说知识本身与觉察不同，不是［真实的］人类现实的一部分。你说，知识是死的，如书本里的知识。我们可以拥有一个充满知识的图书馆，但我们不能把它看作是一种觉察。所以，你举了一个例子来说明这一区别，我相信这是一个很好的例子：我可以无数次地经过这把椅子，然后对它有一个印象，但我没有觉察，那是因为，如果你问我这把椅背由多少板条组成，我可能无法回答，如果我集中精力重建它的意象，然后回答你椅背由多少板条组成，我们需要另一个要素，这一要素将意识转化为觉察。

费登奎斯：我们可以在这里添加一些可能不太重要的信息。在催眠的状态下，我们可以回忆起这些信息。因此，这些信息是由大脑的一部分记录的，但如果觉察在记录过程中没有被改变，它就无法恢复到意识中。

卡齐尔：然后我举了一个例子。葛吉夫①声称，我们的意识类似于一种睡眠状态，在这种状态下，我吸收了许多没有意识固定的信息，并且［我的注意力］在其中从一个地方跳到另一个地方。如果一个人认真地衡量他专注于一件事的时间有多长，他会发现，它不会持续很久。［注意力］会从一个主题意象跳到另一个主题意象。觉察是一个全神贯注的过程，一个对你在某个特定时刻所处理的问题进行清晰分析的行动过程。

这让我们想到，意识和觉察的区别在于［可操作性的概念］。意识是意象的集合，以某种方式组织成的某种类似机械性的操作。觉察更高级、更自由，牵涉到真正的［操作性程序的使用］。然后，我们一致认为，意识和觉察的区别是活动的原则。

---

① 葛吉夫在俄国十月革命后和许多弟子移居西方。他的意图是让他的学生从普通意识状态的"睡眠"状态进入清醒状态，在这种状态下，通过"自我记忆"的行为，他们可以以自我认知的方式行动。另请参见第 1 章中的注释。——编者注

之后我们检视了这个问题——操作的实质是什么？布里奇曼 [①]
等人宣称，科学的伟大发现在于，每一个概念都涉及一个可以执行的操作。爱因斯坦最伟大的洞见是，在物理学中，不可操作的概念是没有任何意义的。例如，他把普通的时间概念放到了合适的位置，它不属于物理学范畴[也就是说，时间作为一个绝对时间框架存在]，一个时间概念被整合到物理学中，因为它是由[一种仪器，如]时钟来测量的，[好像时间]就这样在时钟里面。时钟不能测量某种客观的、绝对的东西，但时间就是时钟[定义的]。因此，如果我不能关联时钟，我就不能关联时间。时间的相对性源于其测量的相对性。距离的测量 [②] 也是如此。

　　然而，我们得出的结论是，布里奇曼的操作概念太狭隘，根据它我们不能走得太远。布里奇曼会拒绝很多概念，并称这些概念不存在。例如，他曾说："对于我来说，上帝并不存在，因为我不知道测量上帝需要什么样的物理操作。"但我们得出的结论是，这是一种狭隘的、没用的限制。我没有一个具体的操作来测量智慧和善良，然而，在审美世界中、在道德世界中，我很容易知道[什么是智慧的，什么是善良的]，尽管我没有进行测量这样的物理操作，或者说没有用于测量的操作系统。

　　布里奇曼把虚拟操作当作另一个重点，他称之为"纸笔操

[①]　布里奇曼（P. W. Bridgman）著有《现代物理学的逻辑》（*The Logic of Modern Physics*），由麦克米伦出版公司于 1927 年出版。——编者注

[②]　爱因斯坦的相对论中没有绝对时间，因为要比较时钟或距离，需要发送以固定速度移动的信号。如果将一个系统上的时钟与另一个系统上的时钟进行比较，一个系统相对于另一个系统的速度，就会发现，一个系统上的时钟相对于另一个系统的速度减慢，这与一个系统相对于另一个系统的速度与信号速度（光速）的接近程度成正比。——编者注

作"。他认为，能在纸上写下东西也是一种操作。当然，这一切都是通过口头实现的。我可以象征性地把它写在纸上，但这样一来，这个虚拟操作的内容也将丢失。另外，我们介绍了区分意识和觉察的思考／心智操作的概念。此外，我们还说到，这个操作涉及身－心。这是布里奇曼真正的错误所在，他认为每一个操作都必须涉及你能看到的动作，比如手和腿的动作。但我们说过，精神／思考／心智操作——一个［表示觉察的］操作，不一定是有意识的操作，也表现在单纯的肌肉操作中，它表现为非常小的变化，只能用非常灵敏的仪器来测量。

费登奎斯：我想在这个问题上补充一点，以证明你的最后一句话。许多生理学家和从事电子机器工作的人都曾处理过这个问题——我们如何识别正方形？当一个正方形靠近眼睛时，它是一种形状；当它远离眼睛时，它是另一种完全不同的形状：当它斜着出现时，我们仍然可以认出它是正方形。眼睛和大脑如何识别正方形？我通过训练自己的觉察，发现它主要取决于眼睛的运动。如果你审视自己，你会发现，当你想到一个正方形时，眼睛会做4次直角运动。试着想象一个正方形，如果你学会倾听你的眼球运动，你能清楚地感觉到眼睛的4个直角运动。因为这种运动非常精确，所以，当你想到一个正方形时，你会慢慢地学会把眼睛的运动轨迹感觉成一个正方形。

我记得，我们在讨论这个的时候，开始谈论外部世界和内部世界之间的区别，这是一种表面的区别，源于我们的短视。实际上，我们的神经系统通过眼睛、耳朵、鼻子和身体本身，通过体内感觉神经末梢——我们称之为本体感觉，接收来自外部的信息。在感知的瞬间，我们的大脑区分以这种方式接收到的信息，并将从眼睛、耳朵和鼻子接收的输入信息识别为外部信息。然而，实际上，我们的神经系统与外界并没有直接的联系，而是在感官层面上读取体内记录的信息[①]。

我想你已经注意到，当我们仔细观察时，即使是内部和外部的差异也会模糊，即使热源在远处，与我们没有直接接触，我们还是能感觉到皮肤和骨骼中的热量。因此，我们无法［从感官层面］辨别出它不是来自身体本身，而是来自周围的环境。所以，理论上我们可以说，神经系统与外界没有直接联系，它对信息的区分完全是人为的［是神经系统本身的产物］。

卡齐尔：我很高兴，你提出了客观和主观的问题。主观部分是从感觉中接收到有意识接收的部分，这就是主观世界。有意识的意象是客观性的开始。毕竟，客观也存在于我们自身之中，是我们自身不可分割的一部分，就像主观一样，而觉察能力是主观里的客观。使主观客观化的工具，就是人提升自我的工具。从这个角度来看，觉察的工具是使人类自由的一种工具。只要依附于主观，一个人就完全被感觉及有意识的意象吸引。没有觉察的处理，一个人就会被奴役和束缚。

觉察使人类自由，因为它将概念转化为客观。因此，发展觉察就是在提高人的客观性，以便将人从伴随着主观性的限制中解放出来。我们都认为葛吉夫的说法是正确的，即发展觉察、集中注意力的能力和分析能力使人能够超越自己有限的主观性，并更

[①] 就神经系统的内部连接而言，所有的感官表面都向中枢神经系统发送信号，同时反过来接收信号。在这一点上，外部和内部感觉部件之间没有区别，同时，感官表面的细胞与系统的任何其他细胞没有区别，因为它们是内部回路的一部分。——编者注

具统一性；它使人从个人的雄心壮志中解放出来，不再把注意力完全集中在自己身上。这使觉察能够超越或超过"我"，并从外部看这个"我"。

费登奎斯： 在这一刻，我们发现，有必要找出当我们提到觉察时我们想表达的意思。我们需要找到一些更容易理解、更实用的东西，然后对它们施加影响。

我认为觉察是思考机制的一部分，它能在我们行动时倾听自我。我们一直在寻找觉察的基础，它在哪里？我们可以在系统的哪部分找到它？

这个问题我们辩论了很长时间。[我提出了这个论点：]当一个人失去意识的时候，他失去了什么？他迷失了方向。例如，每个人恢复意识时间的第一句话都是："我在哪里？"也就是说，在失去意识的那一刻他不知道自己在哪里，不知道自己在思考、呼吸、躺着等。还有，例如，他还记得自己是否被打了，所以其他基本机制可能还在发挥作用，但觉察没发挥作用。他不知道他在哪里。在我看来这很重要，因为它打开了一扇通向"哪里"的大门。事实上，有一系列的现象使我能够研究觉察，并打通发展觉察的道路。

我还问过你，你是否曾在睡觉时，就是在睡着的情况下由于改变了姿势，以至于当你刚醒来时无法认出门或天花板在哪里。我问你当时是否感到一种恐惧。或者，你可能曾经有点晕，却不知道是怎么回事，这时你发现你完全无法控制自己的思想。

你告诉我，你从来没有发生过这种事。就我个人而言，这种事在我身上发生过。我清楚地记得，在我的生命中，有好几次我醒来，刚开始我不知道头在哪里，门在哪里，上、下在哪里。我发现自己被悬着，头朝下，在那一刻，我非常清楚地知道"我不知道自己在哪里"。我不能做任何动作，直到我在睁开眼睛感到自己适应了，并恢复到头部在空间中的正常位置，在那一刻，我立刻又恢复了控制。换句话说，我重新觉察到我在哪里，我在做什么，这一切发生在哪里。我不记得你对此说过什么了。

卡齐尔：事实上，我完全同意从你的模型中得出的结论：觉察在范畴中的作用与笛卡儿范畴非常相似，正如你的例子所揭示的，这些范畴都不是绝对的，而是觉察本身的范畴。当觉察的某些部分模糊不清、其范畴无法判定时，我们世界中的概念就不可能存在。

你所说的方向正好符合空间的感知范畴。这些类似于笛卡儿空间范畴。这里非常清楚地揭示了，空间范畴［知觉］不是绝对的。只有当觉察的那一刻出现时，你才会［被定位］在绝对的［物理］空间中。因此，很明显，我们的空间范畴是心理的，可以通过与科学的互动来改变。如果科学改变了它的空间范畴，那么我们的心理范畴也会发生改变。但在这里，你真正提到了第一个空间范畴——心理生理学范畴，在空间上的心理和生理范畴的边缘。一种改变了平衡器官、改变了空间概念［知觉］的心理状态，使你无法利用觉察的信息创造出一个意象。在为自己创建空间范畴之前都是这样。

这里有一个例子：通过对麦司卡林 ① 这样的化学物质进行的实验，我们可以修改时间的范畴，然后，我们生活的整个时间概念

---

① 麦司卡林（mescaline），北美仙人球毒碱，是一种从生长在北美的仙人球中提取的致幻剂。——译者注

和对时间的觉察信息的顺序会发生根本性的变化。受麦司卡林影响的人会处于一种类似于你前面所举的例子中的状态，即从睡眠中醒来时没有空间定向。一个受麦司卡林影响的人并不处于正常的时间维度，而是处于一个完全不同的维度。可以设想一下，如果我们能够进入心理－生理范畴的起源，我们将消除关于绝对和永恒的整个哲学迷雾，而哲学深层基础的操作性觉察［经验性的］起源将会自己显现出来。

费登奎斯：我对此毫无疑问。让我们继续关注觉察的主题，即定向。觉察和定向的联系让我们有可能对觉察的发展进行明确的研究。这是因为觉察和定向的发展是齐头并进的。孩子一开始不明白什么是上、什么是下，觉察是随着孩子的成长而成长的，不是从出生就有的。在这种情况下，它是可控的，因为它是习得的，所以可以再次学习。我们可以检查学习是否正确地进行了。

我认为，大多数人对觉察的学习都停止得太早了。许多科学家认为，人类的大脑在 14 岁时已经完全发育成熟，14 岁时的智力就已经是发育稳定的了，它不会再进一步成长。我认为，这并不是完全正确的，因为到 14 岁时，我们还在不断发展我们的定向能力，以及身体在重力作用下的特性和特质，只是后来我们忽略了它。一个人如果忽视了提高对自身的理解，那么他同时也会停止提高觉察。当然，我们可以用这些知识做一些事情，做一些实验性的事情，或者做一些我们可以做的事情。但我以一种更加深刻的方式发展了这种知识。当然，我们在第一次谈话时只触及了一些基本概念。我现在请你发言。

卡齐尔：在这一点上，我想提醒我自己：我们问自己的问题是什么？我们觉察的范畴是永久不变的吗？即使科学迫使我们改变了范畴，我们的觉察是否依然能够自我调整？结论是，我们的范畴不是随意的，而是文字性的，因此，我们可以想象"觉察范畴的演变适应了觉察本身的动态"。

这是因为，科学首先扩大了觉察，并在此基础上［创造了］新的事实。问题是，如何使觉察适应意识。例如，在那个"我"在人类中注册并成为其生命的一部分之前，一个人不能接受一个相对的世界，在那之前，我们的觉察应该是欧几里得式的和柏拉图式的。[①] 然而，将我们的觉察调整到一个相对宽容的世界的经验，给予所有相关系统和所有协调系统平等的权利，这需要像哥白尼革命那样的革命。

或者再举一个例子，我们有不确定性原则[②]，放弃绝对的因果关系，愿意看到可变原因而不是单一的原因，这些原因来自现代物理学领域。根据这一动态概念，范畴本身的演变表明人类有希望改变其思想和灵魂的范畴。由此可得出一个非常重要的结论：从生理和生物学的角度来看，在过去的 5 万年中，也就是说，从智人的诞生开始，人类的身体结构经历了非常微小的变化。仅考虑到粗略的身体方面，变化显然很小，而觉察在过去的 5 万年中经历了巨大的演变。然而，毫无疑问，2 万年前和今天的智人的意识能力、基本概念能力非常相似。毫无疑问，跟随意识而来的觉察已经经历了决定性的变化。在这种情况下，当我们谈论进化

①　我相信卡齐尔的意思是，在发展过程中，孩子需要稳定，只有建立了稳定的自我意识，才有可能考虑感知和概念化的其他方式。——编者注
②　这里指的是海森堡不确定原理。该原理指出，在非常小的水平（原子水平）上的测量是互锁的，因此，以高精度测量位置会导致动量测量的精度降低，反之亦然。——编者注

时，我们谈论的是觉察的进化，甚至可以认为，进化的基本方向就是觉察，就是人类定向的巩固、人类范畴的不断演化、注意力的持续，以及自由客观性的创造。这最后一条也许就是我们所说的成熟之路，从这个意义上说，人超越了自己，成了一个客观的人，从更高处看自己，可以不停地、不受限制地发展。在有限的框架内，在不变的物质基础上，觉察的发展没有任何限制。

费登奎斯： 我同意你所说的，我可以非常清楚地看到，在觉察中，我们看到了自己身体定向的一小部分可能。例如，大多数人只看前面和侧面，很少有人向上看和向下看。我们大多数人都不去注意，我们不看自己，不关注他人或其他器官。如果我们试着检视自己，我们会发现身体的许多部分，实际上是身体的大部分，都不在其本来的位置；人在行动时，他的觉察并没有倾听自己。觉察的主要内容就是，连接可感知的事物和接收到的印象。然后我们就可以监督它在体内的记录方式。让我们举一个简单的例子。我走在每天都会经过的那条街，然后问自己，在我旁边的大楼里有多少扇窗户？虽然我可能已经见过这座建筑上千次了，可是，我就是答不出来。如果我有目的地去走一次，看看我是如何记住的，那时，我就会知道我正在做什么，我的一部分注意力就会定向我自身，知道对我所看到的东西的行动、观察和思考。然后，我可以看得如此清晰，我吸收了这种清晰度，然后回到家，以一种新的方式看待事物。即使我看了几千遍同样的东西却什么也没注意到，然而这一次注意到了。

卡齐尔： 你说得对，我们的觉察只用了我们拥有的选择中的一小部分，我们达成的一致意见是只用了不到1%，甚至不到1‰。顺便提一下，这句话让我想起了一个关于大脑生理学的著名观察结果，即在大脑灰质中，很大的区域是空白和未经开发的，只有很小的灰质部分与功能相连接。[1] 这是一个巨大的潜力，你可以用觉察来填充，而这在目前是不存在的。

除此之外，我们还讨论了发展一种自由觉察的主题，这种自由觉察能够实现一种关键的、自由的操作，这种操作是由自我觉察的需要产生的。从某个角度来看，我们可以认为这是一个去条件作用（de-conditioning）的过程，也就是说"无条件作用（un-conditioning）"。然后，我们讨论了文化，这是由条件作用（conditioning）的可能性所规定的。因为没有条件作用就没有语言，人与人之间就无法相互理解，没有有效的社会概念可以存在，也不可能存在任何社会行为。从社会传播的角度来看，任何社会行为都不可能存在于一个技术官僚社会中，在这个社会中，所有的行为都是由一套你赖以生存的条件反射系统强加给自己的能力来决定的。但与此同时，我们知道，现实的条件作用导致了觉察发展的延迟，也造成了大脑灰质的可以自由使用的、巨大的"空白"领域。[2]

因此，问题是，由社会需求决定的有条件作用的区域与去条件作用化之间的和谐问题，在去条件作用化中，我们发展出一个自我活跃的部分，从而将个人从主观奴役中解放出来。我们谈到了远东的一些流派，如禅宗或某些瑜伽流派，他们试图消除条件

---

[1] 如今，大多数神经学家已不支持"成人的大脑只使用了一小部分"的观点。——编者注

[2] 在讨论时，人们仍然认为条件反射是解释人类和动物基本学习的最佳模式。今天，我们可以更好地将固定学习模式描述为动力学语言中的强"吸引子"。——编者注

作用，同时保留使人能够留在社会中的最低限度的条件作用。

费登奎斯： 我对你的记忆力和复述能力感到惊讶，你竟然能重述我们上次讨论的整个话题。但我认为你漏了一个话题，我想是这样的：我提到了格思里① 教授和他的学习理论，并说，在我看来，他是唯一一个理解创造概念和行为并将其与肌肉和动作完全结合起来的心理学家。按照他的说法，在每一个动作的条件反应的意义上，世界上没有任何行动、思想和感觉是独立于肌肉活动的。在他看来，所有的都在每一个行动中完成。每一个动作都是完全的条件作用，就好像它是在时间的限制内完成的一样。也就是说，无条件反应、条件刺激、条件反射……我把一切都搞混了。如果刺激引起条件反射，必须在大约 3 秒以内。根据巴甫洛夫的条件反射实验，需要重复 50 次才能从这种现象中获得最大程度的学习，但是，这些实验的对象是狗。根据格思里的说法，对于人来说，每一个动作都是一种条件作用［联合］现象，但由于这个动作是重复的，下一个动作可以用相反的条件作用［联合］来完成，因此，我们逐渐失去了跟随这种学习方式的能力。② 当条件作用完成时，如果重复是在一个明确的方向上，那么这就是能力……这就是学习。但是，我们不可能事先知道这种条件作用是否会起到学习的作用，这是意外事件，是偶然的，我们只能在事

---

① 20 世纪 30 年代，美国心理学家格思里（E. R. Guthrie）基于联想而不是巴甫洛夫的条件反射理论发展了学习的连续性理论。——编者注
② 格思里的观点是，简单的学习可以通过单一的经验进行。如果持续不断地重复，那么所学的动作将成为一种习惯。复杂的学习（如一项技能）涉及一组习惯，这些习惯在许多不同的条件下都会产生结果。因此，学习不是简单的重复。——编者注

后看到。

我想，在这之后，你说了这些之后，你才说到前面说过的话。

卡齐尔： 也许我会完善你说的话。学习是一个非常复杂的系统。毫无疑问，试图用一个简单的短语概括学习过程，如"学习是条件反射"，这只是部分事实。可以肯定的是，在学习最基本的部分中，有很大一部分是条件反射。为了教一个人走路，你需要创造一个完整的条件反射系统，使腿的功能与手、眼等的运动协调一致，但即使是初级学习也包括高级的条件作用。控制论的创始人诺伯特·维纳（Norbert Wiener）称，在高层次上学习的要素之一是拥有根据反馈进行纠正的能力。在由条件反射运行的机器中，一个印象（impression）被接收，然后被传输到一个协调中心，操作会产生一个固定的轨迹。但精密的现代机器有一个反馈装置，它接收来自外部世界的信息并不断地修正操作模式。因此，如果操作没有达到想要的结果和目的，它会自我纠正。因此，即使是基础教育也不是条件作用，即创造固定的轨迹和路径，而是不断修正它们。换句话说，在条件作用的轨道上，总是有一个可能的去条件作用的路径，也可能创造新的轨道和路径。当你把觉察放入这些元素，你会变得敏感，从而可以转换这些元素。

费登奎斯： 由于你在最后一刻提到了"觉察"这个词，我就几乎没有什么要补充的了。这正是我想说的。上一次我们长篇大论地说，只要没有觉察，条件作用就是完全自动的。只有通过反馈，行动才能成为生活中的一种新习惯，或者反过来，被拒绝，但这只有通过觉察才能实现。因为觉察是纠正的一部分，所以，它变成了行动本身，它倾听行动。我认为，这种倾听是第一次反馈。换句话说，如果没有反馈，就不可能对一个成人进行条件作用或去条件作用。事实上，这种觉察是控制论所要求的反馈。所有伺服机构 ① 都需要反馈。当我们观察自己的系统时，我们发现，它是由成千上万的反馈组成的。

当我用眼睛看一本书，阅读，我没有读整页，也不知道我读了什么，然后我再看一遍，并且问，那一刻有什么不同? 在那一刻，我倾听自己和我读到的东西。换句话说，我使用反馈，因此，我以一种新的方式，以一种新的视角进行阅读。所以，我可以清楚地看到我所看到的，看到我所知道的和理解的，甚至是我不理解的。

卡齐尔: 但在我看来，还有更多重要的东西。我们必须在控制论的意义上区分人类的觉察和自动伺服机制。机械反馈将图像恢复到一个现成的模式，并根据该模式更正操作。也就是说，在每一个伺服机构中，在每一个自动机构中，都有一个基本模式，用于引导、校正和指导整个行动过程。觉察的独特性在于其创造图式的能力。也许图式的创造就是创造本身的行动。换句话说，如果我们问创造是什么，也许创造的概念的深层内容就是构建新图式的能力。

费登奎斯: 这是完全正确的，但我只能用自己的方式来证实这一点，也就是说，大多数人的觉察是如此不发达、如此贫乏，以至于当一个人看到一种新现象时，他会像机器一样将其放入一种模式或图式中。他把这种新现象和他已经知道的特性和品质联系起来，好像他拒绝把它视为一个新事物。也就是说，他没有做

---

① 伺服机构（servo-mechanism），一个更复杂的反馈系统，其变量相互影响。它包括内部控制和外部控制。——编者注

自我观察。希伯来语是怎么说的？自我检查是不可能的，是不可能完成的。事实上，这是一种幻觉，如果一个人在听、思考和看的同时，也在判断，说"这是好的""这是不好的""这是它""那不是它"，在这个精确的时刻，他就打断了自己去清晰而正确地看的觉察。如果我们在一个小孩的觉察发展过程中观察他，我们可以看到，当他看到一个不熟悉的物体时，他通常会看着它，不判断也不比较。我们可以观察到他变得沉默，他听不见，也看不见其他任何东西。转移他的注意力是不可能的，他只是看着，看看他看到了什么，这吸引了他的全部注意力。当然，正如我们所说，这是一种在倾听自己时的观察的能力。他没有任何别的注意的东西，他的全部觉察都沉浸其中。我们只能在孩子身上或者那些保持这种孩子气美德的人身上观察到这种能力，其中一些人，我们称之为博学的、有学问的人。这种孩子气的美德，就是在不准备固定机械反馈的情况下观察事物的能力，去照亮所发现的东西，在我们的觉察中点亮它，让机制得到滋养和满足，而无须事先进行任何思考和判断。这是迄今为止我们能够实现的最清晰的觉察能力。我认为，这种能力是可以学习和指导的，在人类的生命中，这将不是一个罕见的时刻。我们可以使它成为一种系统化的东西，一种我们大部分时间都可以学习和使用的状态。

卡齐尔：对你的最后一句话，我有两点要补充。让我们暂时回到人类创造力的话题上来，我们得出结论——人类需要创造力。埃里克·弗洛姆（Erich Fromm）在他的《健全的社会》（*The Sane Society*）一书中描述了这一点。他写道，现代发达资本主义社会的病态是现代人创造能力的丧失造成的。如果参考我们之前所说的，现代人必须将他的操作调整到一个他不参与的普遍图式①，并且要确实参与它的处理［组织］——［我们可以同意］埃里克·弗洛姆的观点，即现代人在觉察功能方面受到了阻碍，因为他被剥夺了创建图式的高级功能，这是创造的最高表现。这就是失去的东西。我们可以从这里继续到你提到的第二个方向，即创造新图式。这不是条件作用，因为条件作用有一个固定的路径，与那些新图式的本质组合不同。我们说创造的行为需要不稳定性［灵活性］，这与条件作用图式的刚性稳定性相反。

因此，我们所讨论的问题实际上是对一些常见事物的一种不同表达，即不稳定系统的保存，这使得新的组合能够无限多，我们称之为创造性模式的图式。这种心智上的不稳定是创造的条件，它允许自由地观察，并从这些无偏见和无条件作用的观察中获得新的组合。从这个角度来看，无条件作用是通过外部世界提供给你的信息自行发生的。

费登奎斯： 就我还记得的，我们实际上已经谈到了可逆性，它与不稳定性有机地联系在一起。我们谈到了弗洛伊德关于绳子、黑暗和窗户的模型，是的，关于无意识和有意识，我声称健康的一个维度是能够通过窗户以快速和轻松的方式倾听房间里的声音，而这两者在行动中总是联系在一起。

但现在我们再也没有耐心了，我们想听听我们一直在说什么。

---

① 皮亚杰（Piaget）使用的"图式"是指某种形式的认知结构。它可以是一种行为模式、一种感知或一种概念。这个术语在今天使用得不多，但在动态术语中，它可以被指定为"吸引子模式"。——编者注

12

动作和心智

访谈者：威尔·舒兹（Will Schutz）

　　威尔·舒兹博士（1925—2002 年）是一位心理学家，曾在塔夫茨大学（Tufts University）和哈佛大学（Harvard University）任教，并在其领域做出了重要贡献。20 世纪 60 年代，他将自己的业务转移到位于美国加利福尼亚海岸的著名个人成长和人类潜力中心伊沙兰学院（Esalen Institute）。他写了许多书，包括《欢乐：扩展人类的觉察》（*Joy: Expanding Human Awareness*）（1967 年）和《深刻的简单》（*Profound Simplicity*）（1979 年）。舒兹博士了解了摩谢·费登奎斯在以色列的工作，并于 20 世纪 60 年代末拜访了费登奎斯。舒兹是费登奎斯的重要赞助者和支持者，并于 1972 年负责费登奎斯第一次到美国进行广泛的教学旅行①，当时费登奎斯来到伊沙兰学院并教授了 1 个月的课程。这篇文章是基于舒兹和费登奎斯 1976 年在《新维度》（*New Dimensions Radio*）广播节目中进行的访谈而写成的，该节目是一个广受欢迎的持续性节目，致力宣传替代医学方法和整体健康观念。

——编者

费登奎斯：动作和生命是同一回事。如果我们行动，如果我们移动，我们就存在；如果我们不动，我们就死了。因此，一个不能移动的身体不是活着的，然而，一个活的身体不能自己移动。事实上，如果我们把能找到的最好的骨骼和最好的肌肉放在一起，组成身体，我们就会看到一个愚蠢的东西，它连一百万分之一秒都站不住，它会摔倒，因为它没有大脑。因此，大脑和心智就像骨骼和肌肉一样，也是我们物质结构的一部分。

现在，大脑的功能与骨骼和其他物质结构的功能大不相同。任何生物的结构和功能都必须同时存在。功能最重要的方面是心智做什么，大脑就做什么。谁见过没有大脑的心智？大脑是心智的物质支撑，就像身体是大脑的物质支撑一样。

假设我们制造了一台包含骨骼、肌肉、器官和大脑的机器，这样的大脑会说英语还是土耳其语？它根本不会说话。它能阅读、思考数学、聆听和创作音乐吗？它能制造 IBM 机器或麦克风吗？当然不能。当大脑进入这个世界时，它只适合做动物大脑能

---

① 费登奎斯于 1969 年访问了纽约大学腊斯克康复医学研究所，以展示他的工作。伊沙兰之行是他第一次在美国教授扩展的经验性课程。——编者注

做的事情——参与呼吸、消化和身体的自动过程。除此之外，我们必须"连接"大脑，使其与所处的环境相关联。一开始，大脑不会读书、吹口哨、跳踢踏舞、滑冰和游泳，它甚至不知道如何站立。为了充分发挥功能，大脑必须进行调整和连接。

假设我在看着一个麦克风。当我的眼睛看着它时，我识别出了图像。事实上，我的大脑中没有麦克风的图像，在我的视网膜上有一个麦克风的图像。从视网膜看，每只眼睛的图像被分成 2 个部分，投射到大脑皮质的 4 个不同部位，而大脑皮质实际上没有麦克风的真实图像。然而，视觉的功能在我的脑海中唤起了我用眼睛看到的事物的记忆。大脑经历了一种连接到客观现实的学习。因此，现实包括环境和身体本身。

例如，婴儿在 1 岁之前不能交叉手指。每个刚出生的孩子都必须探索和学习自己的身体。心智会逐渐发展，并开始设定大脑的功能运作。我用一种微妙的方法看待身与心，即"重新接线"整个人体的结构，使其在功能上得到很好的整合，这意味着人能够做他想做的任何事情。每个人都可以选择用一种特殊的方式连接身体。然而，我们现在的做法几乎完全是徒劳的，因为每个人都疏远了自己拥有感受的能力。

最重要的不是我们学习的内容，而是我们如何学习。出生后，我们开始学说什么语言？当然是我们出生的地方的人所说的语言。因此，我们被偶然的出生连线了，不是我们的选择，不是我们的能力，也不是我们的天赋。每种语言都体现了数千年发展的文化传统和态度。因此，语言将许多我们不想要的观念连接到我们身上，我们仅仅因为学习这种语言而接受了这些观念。我们学到了很多古老的废话，而且这些废话会一直流传下去。显然，在我们学习的时候，我们可能会错误地进行学习。

　　每个人出生时都是一种人形的动物，新生儿可以像其他动物一样吞咽、吮吸、消化、排泄和保持体温。不同于其他动物的是，类人可以发展成为智人——具有智力、知识和觉察的人类。

　　舒兹：我发现你的方法是我所说的"自我导向"（self-oriented）的方法，而不是"上师导向"（guru-oriented）的方法。当我在上你的课程时，有一个特别的例子说明了这一点，就是如何把我的双脚分开，使它们最舒适。你告诉我，把它们靠得很近，感受那种感觉，把它们分开很远，再看看那种感觉，不断地把双脚前后移动，直到感觉舒适为止。凡是感觉舒适的，就是正确的。我接受过全面的阿里卡训练（Arica training），我认为这种训练所采用的就是上师导向的方法。奥斯卡·伊查索[1]是上师（guru），你需要按他说的做。在接受他的训练时，我也会做同样的动作，只是他要求把双脚分开一肘长的距离。如果不这样做，他就会过来对你说："这样不对，你的方式不正确。"正确的做法是记住别人让你做的事，并把它做好，而不是做你自己觉得正确的事。

　　费登奎斯：我从不强迫任何人接受我的观点。我永远不会说"这是正确的"或"这是不正确的"，对我来说没有什么是正确的。但是，如果你做了某件事却不知道自己在做什么，那么这对你来说是不正确的。如果你知道自己在做什么，那么无论你做什么都是正确的。作为人类，我们有一种其他动物没有的特殊能力，那

---

[1] 奥斯卡·伊查索（Oscar Ichazo）（1931—　）是出生于玻利维亚的阿里卡学派的创始人，该学派旨在帮助人们克服对自身机械思维和行为模式的认同。在这次采访中，阿里卡是文化时代精神的一部分。——编者注

就是我们知道自己在做什么，我们有选择的自由。

假设我认为你两脚分开的距离是不正确的，那随之而来的问题是，为什么我认为这是错误的呢？不是因为我认为它应该有多宽的距离，而是我觉得你真的不舒服。你将双脚这样放着只是因为你从来没有真正想过什么距离是合适的、什么距离是舒服的。你并不关心什么动作让你舒服。

如果你很害羞，或许你会双脚并拢，因为这样做比较"得体"。如果你是一个爱炫耀的外向的人，想要展示你是多么的重要和自由，那么你会把双脚的距离拉得很开。这个距离对谁来说太宽了？肯定不是我。我不会说"这是对的"或"这是错的"。我是说，如果你知道双脚并拢是因为你害羞，或者你觉得把双脚的距离拉得太宽很尴尬，那就没有坏处。在我看来，你喜欢做什么就做什么，这是正确的。我不是来告诉你该怎么做的；我在这里只是想告诉你，你应该知道自己在做什么。然而，如果你真的不知道你的双脚是如何放的，你相信所有人都应该知道如何放自己的双脚，并且你的双脚无法打开不是因为你的生理或解剖结构不允许，而是因为你没有觉察到自己不知道它们可以打开，那么这是不正确的。

舒兹：我记得我上过的一节课中有一个例子说明了这一点。在课堂上我们大都按照你的指示去做某个动作，有一个人却并不这样，你并没有对他大喊大叫，而是要求全班同学按照他的方式去做，之后再按照你说的方式去做，让大家自己判断哪种方式更舒服。这个过程帮助我们提高了觉察能力，让我们能够觉察什么是更好的感觉。

费登奎斯：事情远不止于此。我的重点是，我说了某件事，大多数人都用一种方式做，但不知为何，有一个人对同样的话却有不同的理解。如果他是个白痴，不明白我在说什么，就没有什么好说的了，然而，我相信他不是一个白痴，并且他做的和我要求的相去甚远，也就是说他不能理解我所说的意思。其他人都按照我说的做了，我告诉他们："看，看看这个人是怎么做的。也许他是对的，也许大家应该这样做，你们可以模仿他吗？"是的，大家也可以。"你们能像之前那样做吗？"是的，他们都能。但那个人只能用自己的方式做，而不是像其他人那样用两种方式做。因此，其他人在两种行为之间有选择的自由，但那个人的动作具有强迫性，且难以改变。他不知道自己在做什么，也不能做自己想做的事。我这样做，可以让其他人看着那个做不好的人，从而让那个做不好的人更容易觉察自己。我会对那个人说："看，你已经用自己的方式做了这件事，也许你是对的。这些人可以像你一样做，也可以用其他方式做，但你别无选择。你像一台电脑，但他们是人，他们有自由意志，有选择权，你没有。现在，坐着看看他们如何做。你能看到什么？"看到别人都在模仿他，他突然意识到他并不知道自己刚才做了什么。一旦意识到这一点，他就开始像其他人一样做动作了。他的学习过程只用了 10 秒钟。他重新获得了选择的自由，重新获得了人的尊严。

　　世界上有两种学习，其中一种是把事情记在脑子里。例如，记住电话簿上面的电话号码，或者记住解剖书中每一块肌肉的起止点。这种学习与时间和经验无关，你可以在人生中的任何时间去做这件事。但假设你想弹钢琴，而且每次开始学习时你都要说："好吧，我小时候不弹钢琴，现在开始会非常困难，另外，弹钢琴又有什么意义呢？我是一个科学家（或我是一个电台记者）。我为

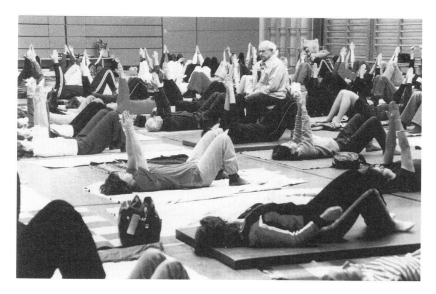

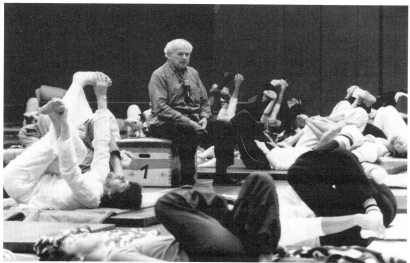

费登奎斯在德国布赖斯高地区弗赖堡的培训班上，摄于 1981 年

什么要弹钢琴？如果我想听钢琴曲，可以找张唱片。"但对一些人来说，比如耶胡迪·梅纽因[①]或弗拉迪米尔·霍罗威茨[②]，音乐创作比你的电台节目或科学更重要。他们以一种几乎超出个人选择的学习方式来学习。如果你愿意，你可以背诵电话簿，如果你不愿意，可以不背诵，而且你还可以改变主意。

但是，还有一种学习，你对它没有任何决定权，这种学习与自然法则有关。这种自然法则与我们的大脑、神经系统、身体和肌肉有关。这些法则包含在宇宙法则中。它们是如此精确和有顺序性，以至于你无法决定什么时候学习它们。你必须按照一定的顺序学习，否则你就不能成为一个正常的人。你可能会成为一个残疾的或患自闭症的孩子，或处于其他不正常状态。为什么你教不会1岁大的婴儿拿铅笔写字呢？因为人在某些能力形成之前是无法写字的。

有一种学习随着成长进行。在会走路之前你不可能会滑冰，无论你多么聪明。即使你是个天才，也必须学习走路，而在学会爬行之前，你无法走路。如果你先学走再学爬，那么你走路的动作就会有问题。在身体直立之前，你是不会说话的。你知道为什么吗？在人类系统中，每个部位的功能依次发挥作用。在每一个阶段，大脑的某个新部位会占据主导地位，这个部位的功能有助于大脑的发育，并改变人的整个行动方式。这种学习方式必须按

[①] 耶胡迪·梅纽因（Yehudi Menuhin，1916—1999）是一名指挥家和小提琴家。他通常被认为是20世纪最伟大的小提琴演奏家之一。多年来，费登奎斯一直向他授课，他是费登奎斯的支持者。——编者注

[②] 弗拉迪米尔·霍罗威茨（Vladimir Horowitz，1903—1989）被认为是20世纪最伟大的钢琴演奏家之一。——编者注

照它自己的节奏进行。我们对此没有决定权。然而，因为这种学习是在人类的指导下进行的，所以可能会以一种不同于自然的方式进行。

我学习的方式、对待人的方式，就是为那个想要学习的人找到他能取得相应成就的途径。人们可以学会不同的移动、行走和站立的方式，但他们放弃了，因为他们认为现在太晚了，成长的过程已经完成，他们已经不能学习新的东西，他们没有时间和能力。你不必为了让身体功能运作恢复正常而回到婴儿时代。只要你相信，在你的身体系统中，没有什么是永久的或强迫性的（除非你自己认为是这样的），你就可以在任何时候"重新开始"。

我不为人治病。我上课是为了帮助人们了解自己。人们通过操作的经验来学习。我不治病，不治人，也不教导人，我给他们讲故事，因为我相信学习是人类最重要的事情。学习应该是一种愉快的、奇妙的经历。在课堂上，我经常说："你们能停下来吗？你们很多人看起来是那么严肃，好像你们在做一件非常困难和不愉快的事情。那意味着你们累了，也意味着你们很难更深入地理解了。休息一下，来一杯咖啡，或者让我给你们讲个故事，好让我看到你们眼中的光芒和脸上的笑容，好让你们更专注地听我讲，并发现我说的话对你们很重要。"

舒兹：对我来说，这不是你做的主要的事。你确实在说话，也确实在表达观点，但更重要的是你用手做的事情。上费登奎斯课程对我来说几乎相当于一次冥想。这是非常安静和敏感的，所有的事情在双手之下发生，身体和大脑之间通过双手进行无言的交流，而谈话通常只是后面发生的事。

　　在写这本书的过程中，大卫·纪马赫－柏辛和我重温了原版《新维度》访谈的未编辑版本。我们发现这个关于大卫·本－古里安[①]和摩西·达扬[②]的故事非常值得放进来。非常感谢凯特·纪马赫－柏辛（Kaethe Zemach-Bersin）的编辑和杰奎琳·鲁宾斯坦（Jacqueline Rubinstein）对逐字稿的处理。

——编者

费登奎斯：说来话长，但我尽量长话短说。你看，我和大卫·本－古里安一起工作，他跟我学习。他跟着我上了大约20年的课，这是他生命的最后20年。我相信他身上的变化是非常深刻的。他去世后，基金会、博物馆来找我并采访我，所以，在博物馆里，在他住的房子里，每个来的人都可以按下按钮，听我和本－古里安相遇的故事，我们之间发生的事，以及我要说的其他的事。

　　当我和他一起工作时，他总是问问题。他是个好奇的人，一个终生学习的人。有一天，本－古里安让我解释一些事情，他说："你为什么那样做？为什么你不能像我一样快速有力地完成？"所以，我向他解释。然后，他说："我真的不太明白你的意思……"

---

① 大卫·本－古里安（David Ben-Gurion，1886—1973）是以色列的开国元勋之一，也是以色列的第一任总理，除1954—1955年外，还于1948—1963年间任职。费登奎斯与本－古里安共事多年，并教他如何倒立。本－古里安倒立在特拉维夫海滩上的竞选宣传照片在全世界都能看到。——编者注

② 摩西·达扬（Moshe Dayan，1915—1981）是以色列著名的军事领袖和政治家，曾先后担任以色列国防部长、外交部部长。费登奎斯在这里描述的受伤是指他戴了一个眼罩。——编者注

在那时，我还不认识摩西·达扬。因为我和本－古里安在一起，而达扬当时是军队的首脑、指挥官，本－古里安知道我不认识达扬。所以，我告诉本－古里安："你知道，我不认识他，但你知道，在被维希法国控制的叙利亚，有人将一颗子弹通过双筒望远镜射入他的眼睛。他那时在驻巴勒斯坦的澳大利亚－英国军团服役，与维希法国的军队作战，被人打瞎了一只眼睛。这件事发生多久了？15 年？"我说，"好吧，我可以预测，如果他到现在还没有什么不适，再过 15 年，他可能会头痛，身体会变形，颈部疼痛，下背部疼痛。而且，由于他是一位杰出而重要的人物，他会去医院，找最好的外科医生，医生会给他拍 X 线片，让他穿紧身胸衣，或者为他做牵引手术，他们会告诉他脊柱扭曲了……我告诉你，即使是现在，把达扬交给我，我也能帮他避免处于我描述的状态，因为我会教他一些他还不知道的东西。"本－古里安说："好吧。"达扬当时在肯尼亚或非洲其他地方，"他回来后，我会告诉他。"所以，我说，现在你检查一下，你会发现我是对的。最重要的是，这个人会被治疗，看起来他好像脊柱有问题，但实际上他的问题是他的头和眼睛没有正确对齐造成的，这会造成所有的麻烦，没有人能治好他。他将被当作患有脊椎关节病、脊柱侧凸或椎间盘突出症的病人来治疗，但这从一开始就可以避免。

几个月后，有人打电话给我，我在电话里听到："本－古里安想和你谈谈。"我不知道他为什么突然想和我通话，也许他不能来了，想取消课程。他说："摩谢，我和摩西谈过了，你说 2 年后会发生的事情已经发生 5 年了。"并且，"摩西告诉我"，意思是，达扬告诉本－古里安，他的头痛和烦恼让他不得不强迫自己大量服用止痛药，以至于直到早上 10 点他才知道人们在对他说什么。所以，你知道本－古里安做了什么吗？他告诉达扬："听着，达扬，你要去找费登奎斯，去跟他上课。"达扬说："我没有时间去学。我改天才能去特拉维夫，我想先去耶路撒冷的大学学习。"他确实这样做了。因此，本－古里安告诉他："我是国防部长，这是命令。摩西，不管你愿不愿意，你都要去找费登奎斯。这是命令。"

然后，达扬来跟我上课，持续了好几个月，每次都是在周五，从耶路撒冷过来——当时他在大学学习。现在，你想知道他说了什么吗？这是一个失去一只眼睛的聪明人，他发现，他那只完好的眼睛可以像以前一样看见东西，但若行走时用那只眼睛看路，他就会撞到东西，看不到电线杆，也看不到周围其他的东西，会撞到自己。很明显，一个聪明人会明白，他没有了一只眼睛，所以，他会把头稍微偏向一侧，这样他的那只完好的眼睛就能看到相对于他行走方向对称的东西。这是完全正常和正确的。一开始，我所要做的就是告诉达扬，看，你已经失去了一只眼睛，在街上行走、开车，你必须把头稍微偏向一侧，但是，你必须知道，如果你一直这样，你会毁掉整个身体，你将出现背痛、偏头痛和头痛等症状。因此，当你移动时，你要保持自己的头朝向正前方，虽然你需要看清楚周围的事物，但你必须知道，你不需要把头偏向一侧，你必须将头回正，引导你的应该是你的鼻子，而不是你的那只完好的眼睛。

因此，如果你间歇性地这样做——用两只眼睛看，转头看向一边，如果你在右边或左边开车，你会看向一边，这不会对任何人造成任何伤害。问题是，长此以往，当你形成了一个无法控制的永久性偏差后，这就会成为一种强迫性的习惯。当然，你的整个身体都将适应你所要求的功能，你的大脑、肌肉、骨骼都会变形，以实现大脑皮质的意图。

现在，我需要让达扬觉察到，实际上他的麻烦就在于此，但即使现在，他也能扭转局面，重新学习。不是再学一遍，而是学习新的东西。他无法恢复视力，但他不能再像以前那样做了。他必须用一种新的方式去做，他可以学习并做到这一点。他是一个聪明人，一个超级聪明的人，他怎么会做出这么愚蠢的事来彻底伤害自己呢？你看，没有什么比无知更糟糕的了。这比愚蠢更糟糕。因为当你愚蠢的时候，你不知道好坏的区别；但是如果你无知，你会伤害到自己。

13

前脑：睡眠、意识、觉察和学习

访谈者：爱德华·罗森菲尔德（Edward Rosenfeld）

爱德华·罗森菲尔德是《嗨书：250 种不用药物就能改变意识的方法》（*The Book of Highs: 250 Methods for Altering Your Consciousness Without Drugs*）一书的作者，因此，他将觉察和意识作为这次访谈的中心主题并不奇怪。他由 2 位心理治疗专家本内特·L. 夏皮罗（Bennett L. Shapiro）和马蒂·弗洛姆（Marty Fromm）陪同。访谈于 1973 年 9 月 17 日进行。

——编者

罗森菲尔德： 我们正在进行的讨论将被整理成一篇文章刊登在一本名为《意识》（*Consciousness*）的杂志上。我知道你整天都会听到很多像"意识"这样的词，我们不知道什么是意识，因此我们正在寻找各种各样的方法来帮助我们和阅读杂志的人定义什么是"意识"。

费登奎斯：这实际上是一个非常好的、诚实的陈述。我听到人们谈论关于意识的话题或写关于意识的文章时，会问他们"这是什么"，但无论我问谁，他们连一点模糊的概念都没有，就只有"意识"这个词，然后，用这个词，他们接着说"旧意识"和"新意识"。其实，我不知道旧的是什么，也不知道新的是什么。它到底是什么意思？

我在自己的工作中做每件事时总是说一句话，然后说这是一个展开的过程。这个过程是如何展开的呢？我们将简单地开始。对我来说，人的存在有 4 种状态，除此之外，没有其他状态。这 4 种状态是睡眠状态、清醒状态、意识状态和觉察状态，它们是不同的。请注意，它们之间有什么区别？粗略地说，当我们处于睡眠状态时，大脑中发生的事情会首先从时间功能中脱离出来。时间是以这样一种方式脱离的，它没有正常的、连续的、有次序的顺序。这意味着，大脑中发生的某些事情不需要下一分钟紧跟前一分钟。下一个缺失的是定向，这个人脱离了方向感。我不认为眼睛会脱离视觉和有助于视觉的听觉。有些人睁着眼睛睡觉，有些人可以在任何噪声中睡觉，只要噪声不是重要的（如果一位母亲听到她的孩子哭，她无论睡得多深都会醒来）——这就是睡眠。例如，在现实中你不能飞，但在睡梦中你可以飞。

罗森菲尔德：有人睡着时会说话是怎么回事？

费登奎斯：如果你想把它复杂化，那梦游症又是怎么回事呢？催眠呢？还有其他事情，这些都是怎么回事？如果你想让事情复杂化，我们永远也完成不了访谈！

罗森菲尔德：哦，抱歉。

费登奎斯：所以，现在我们谈睡眠。睡眠意味着撤退。在睡梦中，时间和空间必然被打乱。如果没有发生这种情况，则说明这个人没有睡着，所以他不会做梦。因为在梦中，一定有时间被扭曲，以至于昨天发生的事情可以与孩童时的记忆联系在一起，与他不知道的感觉和感受联系在一起，与胃里过多的胃酸联系在一起，与背部的紧张感联系在一起（如果他仰卧且下背部比较温暖，他可能勃起，梦见上帝知道什么）。这与现实无关。从生活中完全退出是为了更好地睡眠。身体从触觉中的退缩可能是完全的，但不是彻底的。一个人如果睡着了，你把温水倒在他的脚上，他可能会小便；如果你在他的腿下放硬的东西，他会改变姿势。当他醒来时，他并没有意识，他只是醒了，这时如果他没有掌握时间顺序或者最重要的方向感，他就需要找出他相对于垂直轴的位置，也就是相对于眼睛水平面的站立位置。如果不搞清这些情况，他就无法移动或知道自己在哪里。如果一个人在睡觉前知道周围有什么东西，你在他睡觉的时候改变东西的摆放位置或拿走它，或者如果他改变了在床上的姿势，他醒来时，会无法确定自己的定向，他会感到完全不知所措，不敢移动。他实际上不知道自己经历了什么。这是一张桌子，还是别的什么？他不知道那是什么。

还有一种类似于睡眠的状态，我称之为"清醒状态"。在你接触或意识到你是如何适应房间之前，你无法控制自己的身体。这与意识无关。这意味着你知道空间与自己的关系，你知道自己在哪里——右在哪里，左在哪里，上、下在哪里。这是最低的意识状态。这样的意识不存在于动物身上，而存在于人类身上。为什么？因为人类的大脑结构更复杂。大脑的什么结构负责意识？前脑，它是不对称的，不同于大脑的其他部分，网状系统、边缘系统都是完全对称的。前脑与其他部分的联系不同，运作速度也不同，其他部分的运作速度都比前脑快。其他的部分都是对称的、快速的，并且与丘脑有着非常丰富的联系，也就是说，与感觉、情绪、态度有关。网状系统有你能想到的所有连接。

边缘系统的主要成分是顺序排列的，所有的突触、轴突都是顺序排列的，一个接一个。可是，在前脑中，大多数连接是平行的，它们的运作速度是神经系统的 1/10。它们是不对称的。它们与丘脑的联系非常少。这种不对称性使我们有可能认识到左右之间的差异——对立。我们有一种倾向，把每件事都分成对立的部分，这是愚蠢和幼稚的。

例如，我们说光明和黑暗，就像光明是黑暗的对立面，事实并非如此。黑暗是没有光，而不是光的对立面。你可以看到外层空间（太空中）有大量阳光，但黑暗处仍然没有被照亮。寒冷和温暖也不是对立的。寒冷只是比温暖更少一点温暖，而且冷的时候原子和电子的流动性也比较小。这不是对立的。科日布斯基[1] 已经指出这是幼稚的想法。这来自我们只需要简单对立面的结构。从一开始，当一个孩子发现这一点时，他就非常好奇。婴儿会转身、扭动、品尝各种事物，因为有些东西是不同的，是不对称的，他们无法解决。我们已经习惯了，但谜团依然存在。为什么你不会把左手的手套戴在右手上？这个问题很愚蠢，但确实如此。天才的数学家们试图解决这个问题，他们说，如果你采用第

---

[1] 阿尔弗雷德·科日布斯基（Alfred Korzybski，1879—1950）是波兰裔美国哲学家和科学家。他最为人熟知的是创造了一般语义学体系，该体系通过探索抽象行为和语义符号的使用来研究人类的意义的形成。科日布斯基的名言是："地图不是领土，这个词不是定义的东西。"——编者注

四维，你可以解决它，但如果说起第四维，它对任何人来说都毫无意义。好吧，你有一个前脑，它的运作速度比大脑其他部分慢，它是不对称的，它可以直接控制身体的某些部分，因为它是平行连接的，它可以优先于无意识的原始反应。由于运作速度较慢，它有可能像神经系统中每一个新的壁层一样，对后脑产生影响。它可以调整后脑，使其更有层次，有更大的分化、更慢的理解、更精细的感知。这就是我们的意识所做的。因此，前脑的运作速度较慢，可以意识到身体正在发生什么，并阻止它或推动它。例如，现在，你用头做这样的动作，是因为你已经看到、意识到，并且你想说"是的"。现在你可能在微笑，或想微笑，然后抑制它或增强它。你可以停止微笑，但如果你的思维很快，那就不可能了。你可以在日常生活中看到这一点。当你走路踩到什么东西滑倒，或踏空一级台阶时，你的身体会立即做出反应，但你不知道那是什么，直到后来，缓慢的大脑才观察到你所做的事情，并告诉你，你处于一种我称之为"意识"的状态。

罗森菲尔德： 我知道，当我有那种经历的时候，当我踏空一级台阶，就像受到惊吓一样。

费登奎斯： 确实会受到惊吓。

罗森菲尔德： 所以，你是说是前脑带来了那种惊吓吗？

费登奎斯： 不是，在进化过程中，每一个更高的上层，也就是说，最底层之上的层次（杰克逊已经证明，当身体站立时，它实际上在最底层之上）不仅在时间上更晚进化，而且在结构上更高。这就是"高级（神经）中枢"这个词变得很熟悉的原因。但是，前脑的工作速度不如大脑中古老、原始的部分快。那些部分有5000万年或6000万年的经验，通过进化、变异和适者生存，已经发展成为非常强大、稳定、可靠的机器。但前脑是人类大脑中最新的结构。一般来说，意识在大脑中是一种新现象，因此它是微弱的。它提供了更高的层次、更精细的理解、更大的多样性。但要想快速做出反应，我们必须依靠大脑古老的部分，因为当你判断那是香蕉皮以及决定处理它的时候，你已经跌断脖子了。或者，如果你开着车，碰到一片油渍地，当你判断出那是一片油渍地时，你早就出车祸了。这主要是因为前脑不对称以及它运作速度缓慢。我们说的另一件事是它与丘脑的联系非常少，这意味着它在有强烈情绪的地方不起作用。如果你生气了，你就无法有意识地控制自己，就会像个白痴一样思考。当丘脑受到刺激时，前脑几乎没有机会做任何事情。兴奋会扩散，大脑会放弃更高、更精细的控制。然后你会找到各种各样的技巧，比如数数或闭上眼睛，以减少前脑的兴奋。这样，你就可以重新有意识地控制自己；否则，你将无法控制自己。

但这也表明，清晰的思维必须没有情感。当你嫉妒时，你的思想是疯狂的。当你害怕时，你的想法一文不值，你无法解决问题。当你生气、嫉妒、害怕、焦虑时，你的想法比从棍子旁跑开的狗的想法更糟糕。

现在，你可以看到，意识通过这种方式变得更加有形了，比"意识"这个词更为真实。你可以看到，如果意识贫乏，身体的觉察就很少。就是这么回事。意识的作用是发现其他神经中枢活动的能力。你的手和猿的手一样，但你不能教猿做高级功能的工作，比如拉小提琴、写字或者操作钻石切割机或抛光机，这是一种需要一定观察力的工作能力。还有绘画、作图，这是一样的事情。我拿一张纸，看着你，我该怎么办？我打量着这只手——

这只手会服从我，去转录我看到的东西吗？然后缩小其尺寸，使动作在拓扑上是正确的，但比例不正确。然后，我必须观察我自己，感觉我的手是否在画我所看到的东西，并判断其中的关系。相对于你的头发，你的眉毛在哪里？它离嘴巴有多远？这就是意识。你必须观察你自己，把你的感受联系起来。你的外部注意力通过眼睛、耳朵和触碰向内转，这就是"意识"。

弗洛姆：那么，什么是觉察？觉察是如何进入意识的？

费登奎斯：觉察是意识中涉及知识的部分。例如，我们都坐在这里。你能告诉我，你是坐在离两侧的人相同距离的地方吗？你看见了这个距离，但你不知道是否相等。什么时候知道？当你通过眼睛的运动来观察你的判断时。这就是知识。之前，你有一个模糊的想法，那就是意识，但你不知道它们距离是否相等。你在其他很多方面都不知道。例如，你不知道这个房间有几扇门，你看见过它们了。不知道你家里有多少级台阶，你已经走了上百万次了。你住的房子有几扇窗户？在你出生的房子里有多少块瓷砖？你不知道，你不需要知道。但是，如果你想知道，你会怎么做？你会走过去，数一数。你怎么数？数的时候你可以观察自己有多少变化的行为，眼睛的移动、手指的移动、头部的实际移动或注意力的移动。你甚至可以在想象中做。在你的想象中，你可以呈现你的房间，并说："看，这是第一扇门，右边还有一扇门……"你所做的，是扫描你的意识知道的它已经做了上百万次的事情，但除非你觉察到，否则你无法将它带入有序的知识中。对大多数人来说，觉察的时刻通常是非常罕见的。那些制造、创造、改变了我们生活世界的人们，已经提高了他们的觉察。例如，一些人发现，这支铅笔实际上是由原子组成的多孔材料制成的，他们花了很多年的时间才发现原子是可以分裂的最小的物质。1943 年，我预言了一件现在全世界都知道的事情，所有科学家现在都在说的事。我是在有人知道氢弹之前说的，我说有一个原子核，很多质子和原子（费登奎斯在他的第一本书《身体与成熟行为》中提出了这一观点）。

夏皮罗： 卢瑟福 – 玻尔原子结构模型。

费登奎斯： 是的，我在书中说他们这些科学家都是一群白痴，因为他们研究的粒子寿命很短，现在我们知道了……当我考虑我当时知道的事情时，我不明白我是怎么做的。

夏皮罗： 你在 1943 年第一次提出这个观点。

费登奎斯： 当时没人对此有兴趣。

夏皮罗： 在仔细阅读了《身体与成熟行为》之后，让我印象深刻的是，书中还有人们没有意识到的一些东西。我特别喜欢书中第 32 页上的一句话，你说："……生命，以及物质世界，可能永远不会简化为非常简单的东西，除非发展出一种全新的思维方式，而不是基于因果关系……"

费登奎斯： 今天大家都知道了。这本书里有很多东西比我写书时的时代领先了 25 年。这就是为什么我如此痛苦，因为当我即将死去的时候，我才被大众所知。无论如何，你们会看到书上写着：认为只有电子、质子和中子是愚蠢的，如果仔细观察，我们可以"看到"有成千上万的粒子形成和消逝，而且种类如此繁多，我们只知道那些非常稳定的粒子。

我认为增强意识是可能的，因为我定义的"意识"是高级神经中枢觉察低级神经中枢发生的事情的质量的过程。观察只用于有用的事物，而这些事物是人类迄今为止漫长而悲惨的生活所必需的。直到最近几十年，人们没有时间处理意识，因为他们只处理眼前的欲望——吃、看、抓取，这就是为什么意识只存在于手指、口腔和眼睛，还有一点存在于生殖器。这是弗洛伊德的伟大成就，他在他称之为肛欲状态和口欲状态的部分，在思考和感受上发现了问题，并且用语言描述了出来。当他谈到无意识时，他说的和我告诉你们的关于意识的事情一样，那就是肛欲期、口欲期、性蕾期，还有他忽略的操作期，因为他没有正确地思考，他不理解真正的问题是什么。为了解决他发现的问题，他在每个人身上引入了精神分裂的概念——本我、自我和超我。你有三种人格，现在你到底是谁？

罗森菲尔德：事实上，前脑允许我们暂停、微调，使我们有一个统一的意识，而不是分裂的意识，不是大量不同的口欲期、肛欲期、性蕾期碎片，对吗？

费登奎斯：这有可能，但我们的文化从来没有意识到这一点，它把人类训练成原始结构的一部分，像一个动物，像一只狗，像一台机器，在更好的状态下，像行为主义者希望他成为的一部电话，只有行动 - 反应。但要问行为主义者一个问题——为什么老鼠、小猫和人类天生就有好奇心？他们吃了东西之后为什么要四处看？是什么促使一个人想要知道？好奇心是一种由内而外的东西，而不是相反，它在你有经验之前就存在了。在婴儿能做事情之前，它就存在于婴儿身上了。它存在于所有动物身上。这是机器 - 电话交换中的第一定律，有东西作用到你，你有了刺激，你有条件作用，你就会有反应。条件反射只有在对刺激感到满足时才起作用。如果你把肉先给了狗，然后按铃，它就不会再回应了；如果你按了铃，然后在 3 秒内把肉给它，你就能教会它对着铃流口水。这种情况在有想象力的人类身上是不存在的。如果你给狗食物，然后按铃，你将永远不会让狗形成条件反射。而对人类来说，一旦你这样做了，他能思考并改变顺序，如果他改变了顺序，你的做法就无效了。

弗洛姆： 谁是你的老师？

费登奎斯： 我自己。我拒绝去学医，拒绝像其他人一样被设定。我不介意自己犯错误，但我不想因为一位知名教授的权威而学习。他会令我信服，因为他知道得更多，半年后，我就会失去所有的好奇心。我会像其他人一样学习，然后拿到一张好文凭。

罗森菲尔德： 你什么时候出生的？

费登奎斯： 1904 年 5 月 6 日。

罗森菲尔德： 在哪里？

费登奎斯： 哪里？在一张床上。

罗森菲尔德： 哪个国家？哪个城镇？

费登奎斯： 在 13 岁前，我换了 3 次国籍。最早是波兰，然后是德国，然后是俄国。现在，我想我是在后两者之间吧。

罗森菲尔德： 你几岁的时候去的以色列？

费登奎斯： 我在 1918 年去的以色列，当时我 14 岁，独自一个人去的。

罗森菲尔德： 你说你进行了 12 年的工作，然后才有了《身体与成熟行为》① 这本书完成之前的几篇演讲稿。

费登奎斯： 我在自己身上工作，治愈了我的两个膝关节。它

---

① 《身体与成熟行为》是费登奎斯出版的关于他的方法的第一本书。——编者注

们曾经一直困扰着我，医生们说，手术会让膝关节僵硬。

罗森菲尔德：所以，是你自己身体的障碍促使你去学习？

费登奎斯：是的。我想我可以研究结构，我会自己解决这个问题。

罗森菲尔德：你什么时候脱离物理学的工作，全职从事身体工作的？

费登奎斯：从来没有，我从来没有脱离过。有大约 7 年的时间，我放弃了身体工作，回到了物理学工作中……然后，我去了以色列，在以色列国防部的科学部队工作，我组建了该部队的电子部门——他们带我去那里就是这个目的。

罗森菲尔德：你训练过别人吗，让他们能够做你做的这种个人工作？

费登奎斯：是的，我组建了一个小组，组里有 14 个人。我训练第一组花了 3 年时间，他们每天跟我一起工作 2 个小时，在我的监督下工作 2 个小时。他们在彼此身上工作，也在我身上工作。他们在我身上尝试这些工作，即使他们并不能正确地做到。我们的工作是为了提高自己双手的敏感度和觉察，当我们的手触碰身体时可以有所觉察。我们在寻找细微的差别——退化的组织、永久伸展的肌肉、被炎症浸润的筋膜，这不仅需要精细，还需要知道你触碰到了什么。任何人如果以一种特定的方式触碰 10 只手，就会知道它们都是不同的。他有敏感度，但他没有我的可以知道自己在做什么的技术。为了教会他正在感受的是什么，我必须提高他的自我认知，因此，我必须用我的双手与每个人一起工作，分别指导他们，同时提高他们的自我觉察和评估技术。

罗森菲尔德：你是在尝试把训练时间压缩成 1 年吗？

　　费登奎斯： 我没有想压缩。事情是这样的，在第一个小组中，有些人学习起来非常轻松，其中一位是无机化学教授，另一位是神经学家和精神科医生，他是一家精神病医院的院长。但其他人需要更多时间来学习。小组训练完成后，在他们做了长达1年的个人工作后，所有的人都要求再一起多学习1个月，因为他们意识到了一些他们以前不了解的东西，发现了一些他们想测试的新东西。从医学院毕业后，一个年轻的医生开始个人执业，但因为有些事情没把握，仍然会把病人送去医院，这是一样的道理。

　　罗森菲尔德： 你现在的训练时间是多长？

　　费登奎斯： 最近我没有做任何训练课程。

　　罗森菲尔德： 你会再开始组建另一个训练小组吗？

　　费登奎斯： 应该会，但我在美国这里有很大的困难。这里的人们认为，他们可以像跑马拉松一样在一段时间内完成一切事情。马拉松工作坊，马拉松学习，每次2周。他们中的一些人学习了2周，然后就开始教学。

14

摩谢·费登奎斯访谈

《新日》月刊

《新日》（*The New Sun*）是美国首份关于精神、健康和非
传统生活方式的月刊，创刊于 1976 年。对摩谢·费登奎斯
的访谈于 1977 年在纽约进行，参加访谈的《新日》工作人
员有：布鲁斯·西尔维（Bruce Silvey）、埃利奥特·索贝尔
（Eliot Sobel）和查纳·本杰明（Chana Benjamin）。

——编者

访谈开始之前，我们有幸看到费登奎斯在为一位客户工作，
据我们了解，这位女士患有晚期癌症。在简短的治疗结束时，她
似乎非常高兴和感激。

《新日》：她的情绪变化是因为你对她的身体进行了工作吗？
费登奎斯：我不对身体工作，我对人进行工作。我不懂一个

没有"人"的身体。

《新日》：看起来你是在对骨头、脊椎、肌肉进行工作……

费登奎斯：不，不是的，怎么对骨头进行工作呢？对骨头能做什么？我对这个人工作，这意味着重新组织他的情绪、他的认知……我从来没有见过一个人不把思考、感觉、感受和动作作为一个整体来行动，我从来没有遇到过一个人能把这些分开。你在说话和写作中可以把它们分开，但是现在，你在这里——是你的身体在这里，还是你的大脑在这里？

《新日》：都在这里。

费登奎斯：因此，你怎么能告诉我……听着，我给你举个愚蠢的例子：如果我截去你的一条腿，谁是瘸子？

《新日》：腿，或者身体？

费登奎斯：或者是你！我处理的是你，而不是腿，不是肌肉，也不是神经系统，而是整个人、你的感觉和认知、你自己的意象，还有其他一切。

《新日》：好的，从生理学的角度来看，你的手对那个人做了什么？

费登奎斯：让她觉察到思考、感受、感觉，还有身体。

《新日》：你对每一个人进行的工作是不同的吗？

费登奎斯：当然。

《新日》：你如何知道要从哪里着手？

费登奎斯：当你有我的经验和知识的时候，你就也能知道了。

《新日》：显然，这来自你的经验和多年来在这方面的工作。

费登奎斯：不，它首先来自理论。许多人对身体进行工作，他们为什么没有做同样的事？没有人做我所做的事。很明显，它不是来自对人的工作。你有了一个理论，然后，你的经验就会教导你，并用你未来的经验印证你的认知或理解。科学就是这样运作的。

《新日》：让我们从读者的角度来看一下，他们将要阅读这一篇关于你的访谈，请向我们解释一下你的工作。

费登奎斯：我认为，如果人是由许多块骨头组成的，那么骨头本身并不知道如何排列自己，就像砖头自己并不知道如何建造成一所房子。肌肉只能收缩和停止收缩。如果肌肉收缩，所有的肌肉一起收缩，人会变成什么样？他不能坐着，也不能做其他事。只是收缩、停止收缩，那会怎么样？因此，你需要一个大脑，需要一个能分发冲动的神经系统，以便以某种方式收缩身体——站着、坐着、走路，做一个人可能做的事情。但是大脑本身能说话吗？你会走路吗？你会写字吗？你会吹口哨吗？你会唱歌吗？你会创作音乐吗？当一个人出生时，除了与生俱来的生存所需要的生理功能（如呼吸）外，什么都不会。我再说一遍，他不会写字，不会说话，不会创作音乐，他不知道现在是几点钟。但是大脑会学习。你是怎么学会英语的？

《新日》：有人教我。

费登奎斯：没有人教你，刚开始没有人教你英语。

《新日》：我听到有人说英语。

费登奎斯：你听到，是吗？但你是如何学会的？

《新日》：重复。

费登奎斯：没有人对你重复同样的事情。

《新日》：嗯。例如，我听到自己的名字，我一直被人这样叫。

费登奎斯：你花了多长时间才意识到你不是一个名字？好

吧，那么，你说英语是因为你听过英语。你的神经系统很早就与英语联系在一起，这是因为你在童年时的经历。所有的东西都是通过神经系统在环境中的体验和你连接起来的。因此，真正重要的是环境、神经系统、肌肉和骨骼，是连接，是学习过程。我所做的就是清楚地看到在这个完整的循环中，如果你想有所改进，你就不能忽视任何事情。

《新日》：所以，如果有问题，就可能是某个地方的连接中断了。

费登奎斯：为什么中断？整个事情都是你从那些并不是在教你的人那里学来的，它只是发生了，是偶然的，是你的运气，你没有决定权。因此，它可能是好的，也可能是坏的。如果没有人意识到这一过程，那么，每个人长大后就会相信这就是事情发生的方式。你从周围环境中继承了一些观念——身体是一种东西，头脑是另一种东西，骨架又是另一种东西。你设计了一百万种不同的系统，每一种系统都处理一种没有意义的特定事物。

《新日》：你认为我们完全是命运的受害者吗？

费登奎斯：为什么是受害者？我们是作者！你既是受害者，也是执行者。因为有些人停下来思考，达·芬奇停下来思考，弗洛伊德停下来思考，查拉图斯特拉停下来思考。但有些人没有，所以他们还是……

《新日》：机器。

费登奎斯：就像机器一样。智能的机器，非常聪明的机器，IBM一流的计算机。但是他们仍然需要有人给他们插入一张票卡，或者穿孔卡片，然后他们就可以运作起来。我相信一个人有自由的选择，除非他有可选方式做同样的事情，否则他不可能有自由的选择。如果他没有其他选择，那么他怎么自由选择呢？

《新日》： 当你在生命中的某个时点注意到自己像机器一样时，你做了些什么吗？

费登奎斯： 哦，是的，从小我就知道我像一台机器。我看到其他人也完全像机器一样。

《新日》： 你为此做了什么？

费登奎斯： 我不知道该做什么。我做了你们所做的——试着去搞清楚，但发现它不起作用，所以我和其他人一样成了一名科学家。

《新日》： 一般来说，人们都不知道该做什么。如果他来找你，他会发现一些可能性。如果他没找到你……

费登奎斯： 既没那么简单，也没那么复杂。事实上，从来没有自身没有任何缺点的人。我不知道有谁的视力是没有任何问题的，不知道有谁的姿势是完美无缺的，不知道有谁的呼吸是没问题的，我不知道有谁认为自己的生活是他所能做到的最好的，是他所希望的。因此，每个人都觉得他在某些地方有问题，但真的别无选择。那他要做什么？他继续做同样的事情，他别无选择。所有来找我的人都不知道我要教他们什么，当他们的麻烦变得如此大以至于他们觉得需要帮助时，他们就会去寻求帮助。所以他们去寻找生物能，去做心理分析，去冥想，去找了各种方法，他们一起打太极、练习合气道、游泳、练习瑜伽，尝试所有的一切。然后他们听到有人在教一些既不是这个，也不是那个的东西，觉得很有趣。因此，那些寻求帮助的人，以及大多数做这些事情的人，实际上都很清楚，他们没有意识到自己的潜力，没有让自己的生活和自己成为一个和谐的整体。他们来找我，通常是因为他们有一些系统无法修复的其他问题。我教他们我认为最重要的事情，让他们成为有自由意志和自由选择的人。这意味着他们知道如何去做每一件事，而我教他们另一种做法。

《新日》：你说你对人进行工作……

费登奎斯：我与人一起工作。

《新日》：与人一起。我们看到的是身体的动作。

费登奎斯：不，那是你的误解。我怎么能和身体一起工作！来找我的是人……

《新日》：你没有区分……

费登奎斯：我怎么能？如果我能单独拥有这个身体，我可以把它放在棺材里带走。如果我对那个身体做了任何没有大脑的事——砍掉脑袋，你会发现，我所做的一切一文不值。

《新日》：这种与人工作的方式似乎改变了他们的情绪和观点。

费登奎斯：怎么可能不改变呢？现在，你在听我讲话，这会改变你的注意力及你的理解、感受、感觉、坐姿和动作吗？看看你的手！我能从你的手指看出你现在的想法。是你的身体做了那个手势吗？还是你的精神、情绪、思维方式和好奇心让你的手像那样折叠？

《新日》：这种姿势一方面能让我更加专注，另一方面也反映了我专注的事实。

费登奎斯：但你是被设定成那样的，这是可以改变的。你的专注的姿势并不意味着它现在对你来说是最好的，但那是你目前所知道的做这件事时的姿势，你不知道另一个姿势，你别无选择，因此，你像机器一样。

《新日》：我知道你和琼·休斯敦 ① 要合写一本书。

费登奎斯：我们已经写了，书名是《关于学习——琼·休斯敦访谈费登奎斯》。这是关于学习的过程，是我理解的学习，但不是学术的学习，这与学术的学习无关。

《新日》：一个人能接受这些信息并重新学习一些东西吗？

费登奎斯：你可以随时重新学习。你自己也学到了很多。自从你父母送你上学以来，你改变了很多。你已经做出了很多自己的决定，你已经以一种方式进行了学习，这种学习把你塑造成了现在的样子。

《新日》：一个人做什么才能改变呢？

费登奎斯：他不需要改变。这不是一个改变的问题，这是一个人如何成为自己、了解自己、运用自己的问题。解决了这个问题，他就不会因为过去几年没有做过的事情而后悔，也不会因为这件事而在将来后悔。这意味着，他会感觉到一棵树在田野里的感觉——它是大自然的一部分。树靠自己无法生存，没有树的地球也无法生存，人类应该有同样的感觉——自己是这个世界的一部分。

《新日》：如果我来到这里时意志消沉、沮丧、抑郁，你会做什么？

费登奎斯：我会问，你一直都很难过吗？

《新日》：不。

---

① 琼·休斯敦（Jean Houston）博士与她的丈夫罗伯特·马斯特斯（Robert Masters）博士共同主持精神研究基金会。他们是人类潜能运动的领导者，也是费登奎斯的早期支持者。

费登奎斯： 那你在 3 天前预约的时候怎么知道今天进来的时候会难过？你看，我们用文字来表示东西，一旦我们把它们当作一种东西，我们就会发现，这种东西并不会像我们所希望的那样工作，因为一个词对其他人来说意味着 100 万种不同的东西。你说难过，你想让我来处理难过，我无法处理。难过是某种东西的表达——你的难过、我的难过和他的难过是 3 种不同的东西，每个人的难过都是不同的。我永远不会和你为同样的事情难过，所以，当你说难过的时候，我对难过无能为力。但是，当一个人难过时，我可以对他做点什么，比如，找出他因为什么而难过。

《新日》： 但是，当你与老年人一起工作，处理与老年相关的一系列问题，比如风湿、关节炎时，是否有区别呢？

费登奎斯： 不，你错了。当你这么说的时候，你又一次把语言变成了东西，好像关节炎和老年会同时发生。

《新日》： 所以我不应该说："我得了关节炎，你能为此做点什么？"你会说："关节炎我不知道，但我可以和你一起工作。"

费登奎斯： 是的。我可以这样激发你、了解你，这样，你就没有关节炎了。

《新日》： 当你开始与某人工作时，哪些线索可以告诉你这个人的问题在哪里？

费登奎斯： 通过我的理论，我已经在脑海中做出我告诉你的系统。我们有一个环境，有一个神经系统，有肌肉和骨骼；生长在环境中的神经系统有好奇心，并试图应对周围发生的事情，被触碰，被起名，听见说话；必须小便和呼吸……所有这些，将逐渐形成一个完整的闭环。没有环境，人就无法生存。没有人的环境什么都不是，只是星际宇宙，没有肌肉的骨头什么都不是，没有环境的肌肉和神经系统什么都做不了。

你可以想象现在发生了什么：每一个人都是在某个特定的时间出生的，是偶然，是运气，在这个混乱、偶然、毫无自主决定权的世界里，唯一能形成某种秩序的是神经系统。它在某些事情上形成因果关系；它找到了连续性，并建立了一个系统，该系统能够运作，并持续 60～80 年。

因此，当你问我与人一起工作时我会做什么时，我的想法是，通过长时间的思考、触碰、感觉、感受、工作以及与他一起移动，我发现他可以想象出一个理论上不存在的系统——一个每块骨骼都尽可能完美的解剖系统。肌肉是世界上最好的（当然这并不存在），它们以最美的方式与骨骼相连。然后是神经系统，它有着最大的能力，最好的连接自己的能力，可以连接到任何你想要的东西，因为，你知道，人类有大约 3000 种不同的职业、许多种语言。——我也想象有一个完美的环境。不像你的父母或者我的父母那样存在缺陷，每一个心理分析师都会发现，我所有的抑制和情结都是他们造成的，因此，你会在我的脑海中发现一种愚蠢的状态，每个有父母的人都必须被分析到他们的父母到底出了什么问题。一个人必然有父母，必然和他们生活在一起，必然喜欢或憎恨他们，必然尊重或鄙视他们，以及其他各种感情，但他必然能使自己的生活变得有趣、充实、丰富，并使自己感到满足。

所以，我有一个完美的环境，当然这也是不存在的，然后，我开始想象：一个拥有完美的结构、理想环境和理想的学习过程的人会是什么样子？现在当我和一个人在一起时，我看、听、触，还有了解。我可以看到他的结构，我可以看到他对我说话的方式，我可以听到他说的话——你无法相信与一个人的接触能获得如此多的信息。有了这些，我可以找到与我向你们描述的理想的第一个显著的偏差。然后，我利用这个严重的偏差让他觉察到这一点——有时用我的双手，有时用观察。我用我所有的一切，我的眼睛、耳朵、双手、嘴巴。一旦消除了其中一个严重的偏差，你会发现，这个人已经很惊讶：你是怎么发现它一直困扰着我的？这是最突出、最困难的事情，这个人一直有这样的困扰，却从来没有意识到这一点。他什么都会说，就是不会说到这一点。例如，有人打电话给我，说："两年来我一直头痛。"但"头痛"确实只是一个词。头痛意味着太多的血液进入大脑和头皮，这是她自己造成的。如何造成的？她一点儿也不知道。我不知道怎么处理头痛。每个人头痛的原因和方式都不同。当你把环境、神经系统、思考、说话、感觉、感受和动作带给我时，我可以在其中一个方面发现与理想事物的严重偏差，然后我会让他们觉察到。

《新日》：你是不是一开始就这样看一个人，想象如果他们生活在完美世界里，他们会是什么样？

费登奎斯：是的，如果我停止想象，我就什么都做不了了，这已经在我的系统中了。我花了15年的时间才设计出一个理想的系统，所以，我对它了如指掌。你不会相信我能设计出这样一个系统，而不必改变我对"我是谁""我在做什么""我如何思考""我如何行动"这些问题的整体认知。你会发现，事实上，我是被设定的，对"我在做什么"并没有决定权。然后我进一步发现，我说的每一个字都不是我说的真正的意思。事实上，我知道你现在说的话并不是你真正的意思。你说难过，2分钟后，你会发现那是胡说八道。这是我们共同的状况，关系到所有人，这就是我也感兴趣的原因。不是因为我有什么东西可以让你感觉更好，也不是因为我感觉更好。事实上，那些和我一起工作的人，在如此可怕的状态下来到我身边，我并不同情他们。我唯一的感觉是，我们——这个人和我有一个共同的敌人——无知和机会，对此我们没有决定权。与此相反，我们只有一种非凡的手段——人类神经系统，它能够与其他神经系统一起形成一种秩序，使我们能够生存在一个充满敌意的世界中。

《新日》：如果每个人都因为不同的原因头痛，这是否意味着你不能开通用的处方？

费登奎斯： 哇，你想要一张通用的处方，那应该去看医生。你可以对他说"我头痛"，他会给你阿司匹林。

《新日》：所以，你不会说"通常对头痛有效的方法就是做这个或那个"？

费登奎斯： 什么都不会说，从来不会。所有来找我的人都找过至少 50 位医生，服用阿司匹林和安诺星（一种镇痛药），但他们的头痛发作率却提高了 23%……所有这些……只要有人能帮助他们，他们就不会来找我。他们已经用了所有的方法，但没有作用，然后他们来找我，我没有采取任何措施来对抗头痛症状，因为头痛什么都不是。什么是头痛？头痛能怎么处理？你能对它做些什么？把它拿走？把它拿出来，给我看看你的头痛？！你能治好它？它在哪里？你对头痛做了什么？我只是一个"人"。我可以应对一个人，他告诉我他觉得自己的脑袋有点不舒服，这和头痛被治好是两码事。因此，答案是，在任何时候、任何地方，我都不会针对任何症状进行特定的治疗。

《新日》：我们讨论的是你对一个进来说"请救救我"的人的

通用方法。

费登奎斯：我会对他们说："我能为你做些什么？"

《新日》：好吧。然后，他们告诉你来找你的原因，但你如何知道要做什么呢？

费登奎斯：你如何知道你是如何吞咽的？告诉我，你如何吞咽，然后我就会告诉你我如何知道的。回答我。

《新日》：这自然而然就发生了。

费登奎斯：那么，对我而言，自然而然地就去思考和变得聪明了。对于我来说，自然而然地会去理解、感觉、感受和做。

《新日》：谢谢你，费登奎斯博士。

摩谢·费登奎斯小传

马克·里斯（Mark Reese）

摩谢·平卡斯·费登奎斯（Moshe Pinchas Feldenkrais），1904年5月6日出生于今乌克兰的斯拉武塔（Slavuta）。他还是个小男孩时，随家人搬到了附近的科雷茨镇（Korets）。1912年，他随家人搬到了今白俄罗斯的巴拉诺维奇（Baranovich）。第一次世界大战时，费登奎斯在巴拉诺维奇接受了成年礼，完成了2年的高中学业，并接受了希伯来语和犹太复国主义哲学的教育。1918年，14岁的费登奎斯独自前往巴勒斯坦，进行了为期6个月的旅行。

1919年到达巴勒斯坦后，费登奎斯做了一名劳工，直到1923年他回到高中。上学时他靠做家教谋生。1925年毕业后，他在英国测量局担任制图员。费登奎斯参与了犹太人的自卫组织，在学习柔术后，他设计了自己的自卫技术。1929年，他在一场足球比赛中伤了左膝。在康复期间，他写了《自我暗示》（*Autosuggestion*）（1930年），该书包括哈里·布鲁克斯（Harry Brooks）所做的关于埃米尔·库埃（Émile Coué）的自我暗示系统的研究，以及费登奎斯自己撰写的两章内容。接下来，他又出版了一本关于自卫术的书——《柔道》（*Jujitsu*）（1931 年）。

1930 年，费登奎斯就读于巴黎公共交通学院（Ecole des Travaux Publics des Paris）工程学院，主修机械和电气工程，1933 年毕业。1933 年，在与柔道创始人嘉纳治五郎会面后，费登奎斯再次开始教授柔道，并开始了柔道训练。同年，他到索邦大学攻读工程学博士学位，并在镭研究所担任弗雷德里克·约里奥–居里的研究助理。

1935—1937 年期间，费登奎斯在阿奎尔·卡尚实验室建造了一台范德格拉夫发电机，用于原子裂变实验。1935 年，费登奎斯出版了他的希伯来文柔道书的修订版的法文版，名为《*La défense du faible contre l'agresseur*》，并于 1938 年出版了《柔道 ABC》（*ABC du Judo*）。他于 1936 年获得柔道黑带，并于 1938 年获得二段。1938 年与尤娜·鲁宾斯坦（Youa Rubenstein）结婚。1939—1940 年，他在保罗·兰吉文（Paul Langevin）手下从事磁性材料和超声波研究。

1940 年，当德国人侵占巴黎时，费登奎斯逃往英国。1940—1945 年，他作为英国海军部的一名科学官员，在苏格兰进行了反潜研究。在那里，他教授柔道和自卫课程。1942 年，他出版了自卫手册《徒手实战》（*Practical Unarmed Combat*）和《柔道》（*Judo*）。费登奎斯在逃离法国期间以及在潜艇甲板上工作时，开始自己处理膝关节问题。费登奎斯就他的新思想进行了一系列讲座，并开始教授实验性的课程，并给一些同事做一些私人实践。

1946 年，费登奎斯离开海军部，搬到伦敦，在私人行业担任顾问。他在伦敦柔道馆上了柔道课，参加了国际柔道委员会，并对柔道原则进行了科学分析。1949 年，他出版了第一本关于费登奎斯方法的书——《身体与成熟行为》。1952 年出版了最后一本关于柔道的书《高等柔道》(*Higher Judo*)。在伦敦期间，他研究了葛吉夫、亚历山大和威廉·贝茨的工作，并前往瑞士与海因里希·雅各比一起学习。

1951—1953 年，费登奎斯返回以色列，供职于以色列陆军电子部。1954 年前后，他永久移居特拉维夫，并首次仅靠教授费登奎斯方法谋生。他从在伦敦时期开始零星地创作《强有力的自我》(*The Potent Self*) 一书。

1955 年前后，他在亚历山大·亚奈大街的一个工作室里长期教授动中觉察课程，在他母亲和兄弟居住的公寓里教授功能整合课程。1957 年初，费登奎斯开始给以色列总理大卫·本 – 古里安上课。

20 世纪 50 年代末，费登奎斯在欧洲和美国发表了他的作品。20 世纪 60 年代中期，他出版了《身与心》和《身体表达》。1967 年，他出版了《提高执行能力》(*Improving the Ability to Perform*)（即原来 1972 年英文版《动中觉察》）。1968 年，在他家公寓附近，他在以色列特拉维夫纳赫马尼街 49 号建造了一个工作室，作为他功能整合实践的永久场所，也是他于 1969—1971 年第一个教师培训项目的所在地，该项目共有 12 名学生参加。

1975—1978 年，在国际上教授为期 1 个月的课程之后，费登奎斯在旧金山教了 165 个学生参加的教师培训项目，为期 4 个暑假。他在 1977 年出版了《诺拉的案例》(*The Case of Nora*)，1981 年出版了《费解与显然》(*The Elusive Obvious*)，他开始接受于阿默斯特举办的 235 名学生参加的教师培训，但只进行了四年制课程的前 2 个夏天的授课。1981 年秋天生病后，他停止了公开教学。

1984 年 7 月 1 日，费登奎斯去世。

我已尽最大努力核实日期、姓名和地点，但由于可用信息的限制和来源之间的差异，我无法保证其准确性。

——马克·里斯

马克·里斯对费登奎斯的生活进行了广泛的研究，并且出版了费登奎斯的传记《摩谢·费登奎斯：动作中的生命》（ *Moshe Feldenkrais: A Life in Movement* ）。

——编者

关于伊丽莎白·贝林格

　　伊丽莎白·贝林格（Elizabeth Beringer）从事费登奎斯方法的实践和发展已有30多年。1976—1983年，她直接跟随该方法的创始人摩谢·费登奎斯博士在美国和以色列学习。多年来，伊丽莎白一直积极参与推广费登奎斯方法，努力将费登奎斯方法教师发展成为受人尊敬的职业，创建了《费登奎斯杂志》，并在18年间一直是该刊的编辑，开发教学计划和教材，与从业者组织费登奎斯协会以多种身份合作，并与大卫·纪马赫－柏辛共同创建费登奎斯资源公司。目前，她在意大利米兰、瑞士贝尔，还有美国加利福尼亚州的圣地亚哥参与新从业者和近期毕业培训团体的培训。伊丽莎白一直保持着一种持续的、多样化的私人实践，与不同的人群合作，包括严重运动受限的人群、儿童、老年人、音乐家和慢性疼痛病人。她还与运动员、武术家和舞蹈者进行了广泛的合作，并以其在动态环境中应用该方法的能力而闻名。伊丽莎白自1977年开始练习合气道，目前拥有黑带六段（合气道是一种非暴力的武术，其核心是通过改变对手力量的方向来中和攻击）。

她练习合气道的经历为她练习费登奎斯方法提供了参考并对其形成了影响。伊丽莎白与她的丈夫——加利福尼亚大学的认知科学教授拉斐尔·努涅斯（Rafael Núñez），以及他们的女儿住在圣地亚哥。

关于大卫·纪马赫 – 柏辛

大卫·纪马赫 – 柏辛（David Zemach-Bersin）是摩谢·费登奎斯博士最早的美国学生之一。1973—1984 年，他在美国、英国和以色列的费登奎斯研究所与费登奎斯博士密切合作。他是费登奎斯资源公司和纽约费登奎斯研究所的联合创始人。大卫是纽约市和华盛顿 / 巴尔的摩费登奎斯方法培训项目的负责人，为物理和职业治疗师教授课程。他毕业于加州大学伯克利分校（UC Berkeley），在生理心理学方面有着广泛的研究工作经验，是《放松训练》（*Relaxercise*）〔哈珀柯林斯（HarperCollins）出版社出版〕的作者之一，该书是费登奎斯方法的大众化介绍专著，他也是许多费登奎斯音频节目的作者。大卫是费登奎斯研究基金会的联合创始人，该基金会是一家非营利组织，致力研究费登奎斯博士的观点。他在纽约和宾夕法尼亚州维持着私人执业，与各类人群合作，包括有严重运动受限、慢性疼痛和神经问题的人群，以及世界级的音乐家和表演艺术家。大卫和他的妻子凯特（Kaethe）住在美国宾夕法尼亚州巴克县，凯特是一位儿童书作家和插画家。